Klaus Böhm

Rette sich wer will

Die größten Irrtümer
und Fehlentwicklungen
in Fragen
der Ernährung,
der Gesundheit,
in der Gesellschaft
und im Denken

Bibliografische Information der Deutschen Nationalbibliothek
Die Deutsche Nationalbibliothek verzeichnet diese Publikation in der
Deutschen Nationalbibliografie; detaillierte bibliografische Daten sind im
Internet über http://dnb.d-nb.de abrufbar.

Herstellung und Verlag: Books on Demand GmbH, Norderstedt

Covergestaltung: Silke Böhm

ISBN 978-3-837-09103-8

Inhaltsverzeichnis

Warum ich dieses Buch geschrieben habe

Jede Wahrheit braucht einen Mutigen, der sie ausspricht. Nun will ich mich nicht als solchen bezeichnen, ich weiß jedoch auch, dass dieses Buch bei vielen Lesern Widerspruch, ein schlechtes Gewissen oder Ärgeres hervorrufen kann. Ich rüttle damit an den Grundfesten so mancher Existenz, wenn nicht gar unserer gesamten gegenwärtigen Gesellschaft. Doch ich bin überzeugt, wenn wir nicht bald aufwachen, bricht noch viel mehr zusammen.

Deshalb muss ich Sie warnen: Wenn Sie weiterlesen, dann sollten Sie das in der Gewissheit tun, dass der Inhalt Sie aufwühlen wird. Dieses Buch wird vielen von Ihnen das ruhige Gewissen rauben, denn wenn Sie es gelesen haben, dann können Sie nicht mehr behaupten, Sie hätten es nicht gewusst. Vielleicht wird Sie Ihr schlechtes Gewissen Tag und Nacht begleiten.

Doch auf der anderen Seite können Sie für sich Türen aufstoßen zu dauerhafter Gesundheit und einem langen glücklichen Leben in einer Gesellschaft, die für jeden eine Perspektive bietet. Dabei spielt ihr gegenwärtiges Alter nur eine relativ untergeordnete Rolle. Und sollten Sie in der schlimmen Lage sein, nichts mehr für sich selbst ändern zu können, dann geben Sie das neu erworbene Wissen an diejenigen weiter, die Sie lieben.

Bestärkt hat mich die Gewissheit, dass ich nicht der einzige bin, der spürt, dass in unserem Leben vieles nicht stimmt. Unser Leben wird immer leichter und hygienischer. Keiner muss hungern. Im Vergleich zu vielen anderen Ländern der Welt leben wir in einem gewaltigen Überfluss. Unser Gesundheitswesen ist eines der leistungsfähigsten der Welt. Die Menge der Medikamente, Vitaminpräparate und anderer so genannter Nahrungsergänzungsmitteln ist riesig.

Auf der anderen Seite werden wir kaum gesünder. So wird es schon als völlig normal angesehen, dass man im Alter ohne Medikamente nicht mehr leben kann. Die aktuellen Missstände sind unübersehbar: Die Wartezimmer der Ärzte sind brechend voll. Jeden Morgen rückt eine riesige Schar von Pflegediensten aus, um die dauerhaft Kranken und Siechen einigermaßen zu versorgen. Eine „Gesundheitsreform" jagt die nächste, weil das Ganze schon lange nicht mehr bezahlbar ist. Immer mehr Menschen suchen die Erlösung von ihren Leiden bei Heilpraktikern, Homöopathen und Wunderheilern. Yoga- und viele andere Gesundheitskurse zählen zu den Rennern. Die Zahl der chronisch kranken Menschen nimmt von Jahr zu Jahr zu. Diabetes hat das Ausmaß einer Epidemie angenommen. Die Zahl der Bluthochdruckpatienten geht in die Millionen. Zu den häufigsten chronischen Krankheiten zählen Herz-Kreislauf-Erkrankungen, Krebs, rheumatische Erkrankungen, Kopfschmerz, Multiple Sklerose, Nierenversagen, Erkrankungen der Atemwege, Krankheiten des Magen-Darm-Traktes, Tinnitus, Leberzirrhose, Epilepsie, psychiatrische Erkrankungen (z.B. Schizophrenie, Depression) und Suchterkrankungen (Alkohol, Medikamenten-, Drogenabhängigkeit). Dazu kommen noch die immer früher einsetzenden körperlichen Katastrophen wie Herzinfarkt und Schlaganfall.

Die Fehlentwicklungen sind offensichtlich: Ärzte verdienen nichts und Pharmakonzerne verkaufen nichts, wenn die Menschen gesund sind. In den USA leben nur 5 % der Weltbevölkerung. An diese 5 % werden jedoch 50 % aller Medikamente der Welt verkauft. Die industrielle Herstellung von Nahrungs- und Genussmitteln ist ein Milliardengeschäft. Es werden Unsummen an Kranken und Süchtigen verdient. Wo soll da das Interesse herkommen, die Menschen wirklich gesund zu machen? Leider hängen die Massenmedien mit an diesem Tropf. Die Werbung ist ihre Haupteinnahmequelle und die wird zu einem großen Teil von der Nahrungs- und Genussmittelindustrie sowie den Pharmaunternehmen finanziert. Genauso verhält es sich mit der wissenschaftlichen Forschung. Derjenige, der sie finanziert, hat natürlich ganz bestimmte Zielvorstellungen. Werden diese nicht erfüllt, gibt's kein Geld oder das Forschungsergebnis verschwindet. Wie heißt es doch so schön: „Wessen Brot ich ess, dessen Lied ich sing."

Damit wir uns gleich richtig verstehen: Mir liegt es fern, die ehrliche Arbeit der Menschen in diesen Bereichen zu verunglimpfen. Ich ziehe den Hut vor den Leistungen der Ärzte, die täglich in den Kliniken und Praxen ihre ganze Kraft dafür einsetzen, den Menschen zu helfen. Doch auf der anderen Seite sehe ich es als Verbrechen an, wenn aus Geld- und Machtgier wider besseres Wissen das Leid der Menschen nicht nur in Kauf, sondern sogar befördert bzw. erzeugt wird.
Jedoch die gesamte Verantwortung auf die Gesellschaft abzuwälzen, ist genauso verkehrt wie die Zusammenhänge zu ignorieren. In letzter Instanz ist jeder Mensch für seine Gesundheit selbst verantwortlich. Zu oft werden äußere Umstände für eine Krankheit verantwortlich gemacht bzw. das ach so traurige Schicksal bemüht.

Natürlich kann jeder Mensch nur dann seiner Verantwortung nachkommen, wenn er über das notwendige Wissen verfügt. Leider haben sich viele Lehrsätze in den Köpfen der Menschen festgesetzt, die bei näherer Betrachtung nicht haltbar sind. Jahrhunderte verbreitete die Wissenschaft die Lehre, die Erde sei eine Scheibe. Doch das änderte nichts an ihrer Kugelform. Genauso verhält es sich mit vielen medizinischen Behauptungen und Lehrsätzen zur gesunden Ernährung. Für viele ist die Wissenschaft der „letzte Stand des Irrtums". Zu oft hört man die Einleitung: „Nach neuesten wissenschaftlichen Erkenntnissen…" und danach die Berichtigung der Lehrmeinungen, die bisher als absolut und unumstößlich galten. Leider haben sich viele Fehlinterpretationen weltweit verbreitet. Die Folgen sind fortschreitende Degenerationsprozesse, die jeder sieht, der mit offenen Augen die Menschen um sich herum betrachtet. Die Zahl der Erbschäden besonders am Gebiss und Skelett steigt von Generation zu Generation. Bereinigt man die Statistik der Lebenserwartung von der Säuglingssterblichkeit, die in der Vergangenheit ungleich höher war als heute, dann wird man feststellen, dass auch die Lebenserwartung der Menschen in den letzten Jahrzehnten nur wenig gestiegen ist. Und die Jahre, die gewonnen wurden, verbringen viele als Pflegefälle. „Die Menschen leben nicht länger. Sie sterben nur länger." Dieser Satz, den ich von einem Bekannten aufgeschnappt habe, trifft ins Schwarze. Diese angeblichen Fortschritte in der Lebenserwartung werden den Leistungen der modernen Medizin zugeschrieben, obwohl es auch andere sicher mindestens genauso stichhaltige Gründe gibt wie z. B. das leichtere Leben an sich und die wesentlich bessere Hygiene. Trotzdem wird es heute als völlig normal angesehen, dass ein Mensch krank wird. Ein Blick in die Natur zeigt uns jedoch ein ganz anderes Bild. Ein nach den Naturgesetzen lebender Mensch würde nicht krank. Er würde mindestens 120 Jahre leben und an Altersschwäche sterben. Viele sprechen sogar von einem möglichen Alter um die 140 Jahre. Das alles klingt ziemlich utopisch.

Zum Glück erkennen immer mehr diese Widersprüche und Fehlentwicklungen. Und so verändern Sie zuallererst ihr Leben und damit ihr Umfeld und letzten Endes die Gesellschaft. Wir leben in einem freien Land. Jeder hat das Recht seine Meinung frei zu äußern und so haben auch diese notwendigen Erneuerungen eine Chance. Alle wirklich revolutionären Veränderungen in einer Gesellschaft kamen „von unten", denken wir z. B. an die Grünen und die Bio-Welle.

Als ich vor einigen Jahren beim Schuhe binden keine Luft mehr bekam, weil mein Bauch sie abdrückte, rief ich meiner Frau zu: „Jetzt ist endgültig Schluss. Ich werde immer dicker." Und so begann eine Entwicklung, die ich damals nicht einmal im Ansatz für möglich gehalten habe. Ich bin 1,72 m und wog an diesem besagten Tag 82 kg. Heute wiege ich um die 66 kg. Damals hatte ich die „üblichen" Wehwehchen. So ca. zweimal jährlich musste ich eine Auszeit nehmen, weil mich ein grippaler Infekt gepackt oder sich mein Schnupfen zu einer Nebenhöhlenvereiterung erweitert hatte. Mein Vater starb leider schon mit 55 Jahren an den Folgen eines Schlaganfalls und bei mir stellte man nun auch noch einen erhöhten Blutdruck fest. Tja, die Vererbung! Prost Mahlzeit! Aber das war ja alles nicht so schlimm: Täglich eine Tablette und der Blutdruck war wieder normal. Na fein! Dann wurden noch Ausstülpungen im Darm (Divertikel) festgestellt, die man natürlich herausschneiden kann, wenn sie stören. Wie wunderbar! Mein Zahnstein wurde regelmäßig aller halben Jahre von meiner Zahnärztin „weggesprengt". Der Hautausschlag mit Cremes ohne Ende immer wieder niedergerungen. Die Kälteallergie mit 40 Penicillin-Spritzen bekämpft. Bei Kopfschmerzen gab's die übliche Tablettendosis. Meine Rachenmandeln hatte ich schon als Kind eingebüßt. Trotzdem bekam ich noch öfters meine Angina. Wunderbar juckende Pilzinfektionen im Genitalbereich bei meiner Frau und mir rundeten das Bild ab. Ich hatte also eine wirklich rosige Zukunft vor mir.

Damals lebte ich wie die meisten. Ohne mein Bierchen am Abend bekam ich schlechte Laune und beim Grillen war ich mit der Erste und der Letzte. Ein Würstchen oder noch ein Steak ging immer noch rein. Man lebt doch nur einmal!

Heute kann ich darüber nur noch lächeln. Ich bin gesünder und leistungsfähiger als ich mit 17 Jahren war. Der größte Horror war für mich immer der 3000-m-Lauf. Was habe ich mich da in meinem Lehrerstudium herumgequält. Heute jogge ich meist mehrere Male die Woche so mindestens 6 Kilometer, leicht, locker und lächelnd. Als ich das damals mit meinen 82 kg versuchte, rebellierte mein Knie, so dass ich einige Tage nur noch humpelnd Treppen überwinden konnte. Doch ich gab nicht auf. Wenn ich nicht joggen kann, dann gehe ich eben „walken". Gesagt, getan – also ging es jetzt fast täglich auf Strecke, zusammen mit meiner Frau.

Ina war schon immer rank und schlank, hatte aber trotzdem auch viele gesundheitliche Probleme. Deshalb stürzten wir uns gemeinsam in dieses Abenteuer. Wenn ich ehrlich bin, dann muss ich feststellen, dass es meist meine Frau war, die die entscheidenden Wissensquellen gefunden hat. Dafür bin ich ihr unendlich dankbar. Ohne uns dessen bewusst zu sein, machten wir die Gesundheit zu unserem Hobby. Diese Gemeinsamkeit vereinfachte natürlich vieles. Wenn einer schwach zu werden drohte, wurde er vom anderen wieder angespornt.

Und so kam es, dass sich mein Gewicht langsam verringerte und siehe da, das mit dem Joggen ging auf einmal auch.

Natürlich wurde das ganze von einer ständigen Revolution in der Küche begleitet. Relativ schnell erkannten wir, dass die „gutbürgerliche Kost" aus gesundheitlicher Sicht eine echte Katastrophe darstellt, dass Kuchen und Süßigkeiten dick machen usw. Also versuchten wir es zuerst mit chinesisch und dann immer mehr mit italienisch.
Im Laufe von ca. 2 Jahren reduzierte ich mein Gewicht auf 70 kg. Trotzdem war ich noch nicht zufrieden. Mein Blutdruck hatte sich nicht normalisiert. Meine Hausärztin sagte mir, das hätte ich geerbt und so müsste ich die Tabletten für den Rest meines Lebens wohl oder übel akzeptieren. So recht wollte ich nicht daran glauben. Der Rest meiner Wehwehchen hatte sich auch kaum gebessert.

Also setzten wir unsere Forschungen fort. Leider brachten uns die vielen Gesundheitsbücher nicht viel weiter. Meine Entwicklung stagnierte. Gab es denn wirklich keinen Ausweg? In dieser Situation brachte meine Frau wieder einmal ein Buch angeschleppt. Damals wusste ich noch nicht, was für ein Schatz das war und so betrachtete ich es ziemlich skeptisch. Sie hatte es durch ihre Recherchen im Internet aufgestöbert. Mit großem inneren Abstand schlug ich das Buch auf. Je länger ich es las, desto größer wurde meine Überraschung. Hier standen alle Antworten, die ich so lange schon gesucht hatte. Am Ende habe ich mich hingesetzt und es regelrecht studiert. Das Buch hat den Titel „Gesundheit durch Entschlackung". Seine Verfasser Peter Jentschura und Joseph Lohkämper belegen darin die zentrale Rolle des Säure-Basen-Haushalts für die Gesundheit der Menschen. Damit war der Bann gebrochen und die Zielrichtung klar. Nun war es ziemlich einfach mit Hilfe des Internet weitere Informationen zu sammeln und auszuwerten. Ihre Umsetzung in das tägliche Leben war jedoch ein ständiger Kampf gegen alte Gewohnheiten. Aber auch von unseren Freunden und der Verwandtschaft wurden wir argwöhnisch beäugt. Die Versuche uns vom Wege abzubringen rissen kaum ab. Ständig mussten wir uns rechtfertigen, besorgte Fragen beantworten, wurden belächelt oder sogar verhöhnt. Doch das alles hatte keine Chance, denn wir spürten fast täglich wie es mit unserer Gesundheit aufwärts ging. Eine bessere Motivation kann man kaum finden.

Heute nehme ich keine Tablette mehr. Erkältungskrankheiten kennen wir fast nicht mehr. Kopf-, Hals- und Gliederschmerzen sind kein Thema mehr. Kurz gesagt, uns geht es so gut wie noch nie in unserem Leben.

Lange Zeit hatte ich jedoch wie so viele Probleme, wenn ich an unsere gesellschaftliche Entwicklung dachte. Ich sah keinen gangbaren Weg und so musste ich wohl oder übel oft zustimmen, wenn Untergangsgedanken geäußert wurden. Doch tief in mir war und bleibe ich ein unerschütterlicher Optimist. So wie ich an das Gute im Menschen glaube, so bin ich auch überzeugt, dass wir „die Kurve" noch kriegen werden.

Diese Überzeugung bekam in den letzten Monaten neue Nahrung. Ich suchte die Antworten und fand sie. Heute kenne ich den Weg, der uns retten wird. Da jedoch viele Mitmenschen noch im Dunkeln tappen, habe ich auch dieses Thema mit in das Buch aufgenommen.

Je mehr Menschen sich mit diesen Themen auseinandersetzen, umso schneller wird es zu Veränderungen kommen, denn in letzter Instanz bestimmen wir selbst in einer Demokratie wer uns regieren darf. Leider sind dabei die Massenmedien wenig hilfreich. Obwohl jeder sieht, der mit offenen Augen durch die Welt geht, dass da etwas nicht stimmt, werden seit Jahren die gleichen teilweise haarsträubenden Lehrsätze und Behauptungen in die Welt gesetzt. Dabei ist es egal, ob es letzten Endes das Geld oder die Ignoranz ist, die diese massenweisen Fehlinformationen erzeugt.

Doch zunächst geht es hier erst einmal nur um SIE, sehr geehrte Leserin, sehr geehrter Leser. Ihr Weg hat Sie zu diesem Buch geführt. Nun liegt es an Ihnen, was Sie daraus entnehmen. Im Laufe seines Lebens schafft sich jeder Mensch sein eigenes Weltbild. Die Macht der Gedanken ist gewaltig. Doch leider wird diese Macht von den wenigsten Menschen bewusst genutzt. Deshalb entschloss ich mich, auch dieses Thema mit in das Buch zu integrieren, denn letzten Endes geht bei allem was wir tun und lassen immer nur darum, glücklich zu sein. Lassen Sie sich überraschen!

Warum ich mich entschuldigen muss

Es fällt immer leicht, etwas zu akzeptieren, das nicht den eigenen Interessen widerspricht. Leider kann ich es nicht verhindern, dass ich mit diesem Buch gegen die Interessen vieler Menschen verstoße. Ja, konsequent betrachtet würde die Umsetzung meiner Gedanken einen ziemlich rigorosen Umbau unserer gegenwärtigen Gesellschaft bedeuten.

Die Interessen der Menschen liegen immer bei den Quellen der eigenen Existenz. Deshalb werden die Mitglieder solcher Berufsstände wie des Fleischer- und Bäckerhandwerks, der Nahrungs- und Genussmittelindustrie, der Milchindustrie, der Pharmaindustrie, aber auch des medizinischen Bereichs ziemlich große Interessenkonflikte empfinden. Die Umsetzung des Inhalts dieses Buches führt zwangsläufig zu Einkommenseinbußen in diesen Bereichen.

Auf der anderen Seite können sich Branchen wie die Reiseunternehmen, Sport- und Freizeitartikelhersteller und –anbieter, Obst- und Gemüsebauern, die Automobilindustrie, die Textilindustrie, die Konsumgüterindustrie und viele andere freuen. Ihre Umsätze werden steigen, denn die Menschen werden bis in ein hohes Alter leistungsfähig, unternehmungslustig und lebensbejahend bleiben. Sie werden noch ein Auto mehr brauchen und sich mit 80 Jahren noch einmal völlig neu einrichten.

Es wäre jedoch vermessen anzunehmen, dass ich der einzige bin, der diese Gedanken hat. Der Umbau unserer Gesellschaft ist schon in vollem Gange. Immer mehr Menschen kümmern sich aktiv um ihre Gesundheit und delegieren ihre eigene Verantwortung nicht mehr an den Arzt. Auch das Konsumverhalten ändert sich schon merklich. Die Zahl derer, die beim Einkauf auf ökologisch erzeugte Produkte achten, steigt ständig. Die Bio-Welle rollt. Viele erkennen den hohen Wert einer gemäßigten sportlichen Betätigung. Nordic Walking hat Hochkonjunktur. Das alles stimmt optimistisch.

Wirkliche und dauerhafte Gesundheit lässt sich jedoch nur erreichen, wenn möglichst allseitig daran gearbeitet wird. Es gilt also sowohl die Ernährung als auch die Bewegung zu beachten. Die zentrale Rolle spielt dabei das Denken. Alles, was wir tun bzw. lassen wird durch unseren Kopf gesteuert. Deshalb ist es unabdingbar sich ein möglichst umfassendes Wissen anzueignen. Wird dieses Wissen mit der eigenen Person in Beziehung gesetzt, entsteht die Einsicht. Kommt dazu der Wille, erwächst die Tat. Gepaart mit der Ausdauer wird sie solange wiederholt bis eine neue Gewohnheit entsteht.

Erst wenn es im Kopf klar ist, wissen wir wirklich, was zu tun ist. Aus diesem Grund habe ich in diesem Buch die meiner Meinung nach größten Irrtümer unserer Zeit auf dem Gebiet der Ernährung, zu Fragen der gesunden Lebensweise, zu gesellschaftlichen Fragen und im Denken zusammengestellt.

Warum ich nicht versuche, etwas zu beweisen

Sicher werden einige, die dieses Buch lesen fragen, wo sind denn die Beweise für meine Behauptungen, das ist doch vieles ziemlich unwissenschaftlich. Damit haben sie recht. Ich starte gar nicht erst den Versuch der wissenschaftlichen Beweisführung, denn die ist auf dem Gebiet der Gesundheit nicht möglich. Alles, was die Medizin behauptet steht auf unbewiesenem Grund, denn sie ist keine Wissenschaft und kann es auch nicht sein. Ein wissenschaftlich geführter Beweis kann jederzeit unter den absolut gleichen Bedingungen mit den absolut gleichen Ergebnissen wiederholt werden. Das ist mit den Menschen nicht möglich. Jeder Mensch ist einmalig und damit kann eine bei ihm gestellte Diagnose nicht verallgemeinert werden.

Vielleicht ist es gar nicht die Medizin, die heilt, sondern die Einbildung, dass sie wirkt. Der Placebo-Effekt ist vielleicht größer als wir denken. Vielleicht würden die meisten Menschen auch ohne ärztliche Hilfe wieder gesund. Vielleicht schadet impfen mehr als es nutzt.

Versuchen Sie diese Sätze beweiskräftig zu widerlegen. Es kann Ihnen nicht gelingen.

Um in der Medizin etwas beweisen zu können, müsste der Patient mehrfach geklont werden und unter den absolut gleichen Bedingungen leben. Erst dann könnte relativ zweifelsfrei nachgewiesen werden, welche Heilmethode die bessere ist.

Damit ist und bleibt der Satz „Wer heilt, hat Recht!" der einzig wahre.

Auch die Unmengen an Studien, die durchgeführt wurden und werden führen in letzter Instanz in eine Sackgasse. Mir kommt dabei immer der Spruch in den Sinn: „Im Durchschnitt war der Teich einen Meter tief und trotzdem ist die Kuh ersoffen." Was nützt ein Durchschnittswert von Menschen, die alle gemeinsam immer dicker werden, sich wider der Natur verhalten und sich nicht artgerecht ernähren.

Das gleiche trifft auch auf die berühmt-berüchtigten Grenzwerte und die erforderlichen Mengen an bestimmten Nährstoffen zu, die wir täglich unserem Körper zuführen müssen. Sie wurden auf der Grundlage von häufig fragwürdigen Untersuchungsergebnissen festgelegt, unterscheiden sich oft von Land zu Land und werden laufend geändert. Das alles zeigt doch jedem, der mit offenen Augen durch die Welt geht, dass da etwas nicht stimmen kann. Wenn eine Unwahrheit oft genug und dazu noch von anerkannten Persönlichkeiten eindringlich wiederholt wird, glauben zwar die meisten Menschen daran, sie wird jedoch dadurch trotzdem nicht zur Wahrheit.

Ich lasse mich lieber vom gesunden Menschenverstand, von der Logik, von meinem Gefühl und vom Blick in die Natur leiten.

Wer auf dieser Grundlage meine Gedanken verfolgt wird sich sicher ihrer inneren Logik und Überzeugungskraft nicht verschließen können.

Im Übrigen ist es nicht meine Absicht, Dogmen zu verbreiten. Ich will Denkanstöße bieten, die jedem leichter ermöglichen, Entscheidungen zu seinem und unser aller Wohl zu fällen. Sie werden vergeblich danach suchen, ob ich Vegetarier, Veganer, Rohköstler, Trennköstler oder was auch immer sei. Ich achte all diese Richtungen, bin jedoch der Meinung, dass sie oft zu dogmatisch wirken. Auch in der Gesellschaft geht es mir nicht darum, eine Partei zu unterstützen, sondern immer nur um die Sache selbst.

Mir geht es nicht darum, negative Gefühle zu erzeugen bzw. jemanden zu verletzen, sondern ich möchte Wege und Möglichkeiten aufzeigen wie jeder für sich und wir alle gemeinsam ein noch glücklicheres und schöneres Leben aufbauen können. Dabei bin ich fest davon überzeugt, dass wir die Möglichkeiten und auch die Kraft haben, um all die Probleme, die wir in unserem Leben sehen, zu lösen. Nehmen Sie also dieses Buch als Anregung für Ihr eigenes Leben. Vergessen Sie jedoch nicht, dass Sie selbst und niemand sonst für Ihr Leben die Verantwortung tragen. Sie sind es sich wert!

Die größten Ernährungsirrtümer

Warum die Nahrungspyramide nicht stimmt

Die Deutsche Gesellschaft für Ernährung behauptet noch heute, der Mensch müsse möglichst viele verschiedene Nahrungsmittel zu sich nehmen, um sich gesund zu ernähren. Und genauso sieht auch ihre Ernährungspyramide aus. Doch beim genaueren Hinschauen entpuppt sich gerade diese Pyramide als eine Quelle von Krankheiten und Siechtum.

Schauen wir in die Natur. Dort stellen wir fest, dass sehr oft Monokost angesagt ist. Ein Tier findet eine Nahrungsquelle und beutet sie aus bis sie versiegt. Wieso soll es dann für den Menschen gut sein, in einer Mahlzeit Gemüse, Kartoffeln, Fleisch und Obst als Kompott zu sich zu nehmen?

Die Trennkost-Anhänger haben schon lange erkannt, dass die Verdauung viel besser funktioniert, wenn nicht so viel gemischt wird. Und das ist doch auch ganz logisch. Wenn wir z. B. ein Steak und etwas Salat zusammen essen, dann vergammelt der Salat im Magen, da er so lange wie das Steak dort verweilen muss. Deshalb gilt beim Essen immer die Reihenfolge Obst – Gemüse – anderes.

Jedes Lebewesen auf diesem Planeten ist für eine ganz bestimmte Nahrungsform geschaffen. Warum soll da der Mensch eine Ausnahme darstellen. Auch ein Blick zu unseren genetisch nächsten „Verwandten" – den Menschenaffen – bestätigt diese Annahme. Schimpansen, die mit uns eine über 90%ige Genübereinstimmung haben, ernähren sich in der freien Wildbahn zum größten Teil von Obst. Dazu kommt noch viel meist grünes Gemüse. Tierisches Eiweiß hat lediglich einen Anteil von 0,2 bis maximal 4 % in ihrer Ernährung.

Damit ist eigentlich schon klar, dass wir Menschen auch zu den Pflanzenfressern – genauer zu den Früchteessern, den Frugivoren gehören.

Auch ein Vergleich des Verdauungstraktes erhärtet diese Feststellung. Im Gebiss fehlen uns die Reißzähne, die jedes Raubtier hat. Es fehlt aber auch die Hornplatte, über die Grasfresser verfügen. Darüber hinaus sind wir keine Wiederkäuer. Unser Magen hat nur ein Zehntel der Salzsäure eines Raubtiermagens und unser Darm ist so lang wie der, anderer Pflanzenfresser. Fleischfresser haben einen ungleich kürzeren Darm.

Körnerfresser sind wir aber auch nicht. Ungekeimte Samen scheiden wir so wieder aus wie wir sie aufgenommen haben. Ein Körnerfresser hat einen Kropf und lässt dort die Samen keimen. Andere haben Steine im Magen, die die Körner zermahlen.

Damit wird die gegenwärtig verbreitete Nahrungspyramide ad absurdum geführt. Fleisch kann nicht zu den gesunden Lebensmitteln gehören. Milch und Milchprodukte werden wir noch erörtern. Sie scheiden auch aus. Brot und Backwaren gehören ebenfalls nicht zur gesunden Menschennahrung. Es ist auch nicht plausibel zu erklären, warum wir so viel durcheinander essen sollen. Kein Darm kann ein solches Durcheinander auf die Dauer ohne Schaden überstehen.

Die wirkliche Nahrungspyramide des Menschen ist ziemlich einfach aufgebaut:

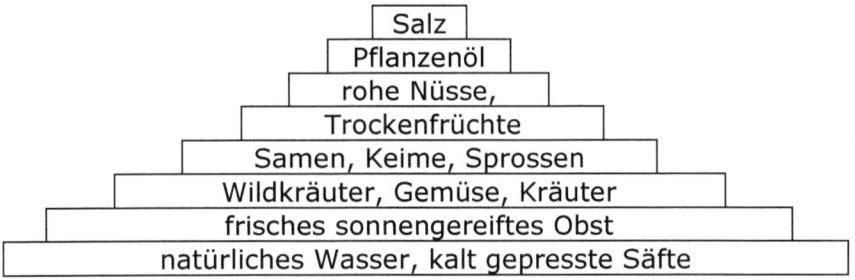

Daneben gibt es noch Lebensmittel, die der Mensch in moderaten Mengen relativ schadlos verdauen und verarbeiten kann. Sie fördern zwar nicht die Gesundheit, helfen jedoch vor allem in der kalten Jahreszeit den Energiebedarf zu decken. Dazu zählen nach unseren Erfahrungen:

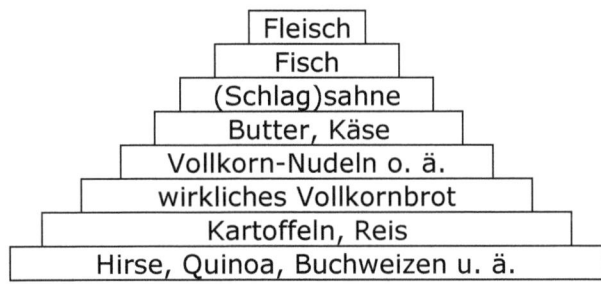

Wir bestehen zu über 70 % aus **Wasser**. Dazu kommt noch, dass wir für die Ausscheidung ebenfalls viel Wasser benötigen. Der beste Wasserlieferant ist natürlich sonnengereiftes Obst. Es enthält das Wasser genau in dem Zustand wie es unser Körper benötigt. Die Menge des Obstes bestimmt auch, wie viel wir zusätzlich trinken müssen. Zum Trinken ist logischerweise nur Wasser geeignet. Die einzige Ausnahme sind frisch gepresste Säfte, natürlich ohne Zucker. Säfte sind zwar nur Teillebensmittel. Ihnen fehlen die Ballaststoffe. Trotzdem zählen sie zu den gesunden Lebensmitteln. Besonders Gemüsesäfte können helfen, Defizite auszugleichen.

Obst ist das Lebensmittel Nummer 1 für uns Menschen. Das beweist schon die Tatsache, dass es uns ohne Zusatzgewürze schmeckt. Es enthält in seiner Urform so gut wie alles, was wir benötigen. Leider steht es uns heute häufig nur in überzüchteter und nicht sonnengereifter Form zur Verfügung. Doch auch so ist es immer noch wesentlich wertvoller als andere Nahrungsmittel. Daran ändert auch seine teilweise hohe Belastung mit Umweltgiften nichts. Fleisch ist bis 40fach stärker belastet, denn das Tier hat sich ja auch von belasteten Pflanzen ernährt, erhielt jedoch zusätzlich Medikamente usw.

Obst sollte immer im rohen Zustand gegessen werden. Isst man mehrere Obstsorten gleichzeitig, so ist es empfehlenswert zuerst die, mit dem höchsten Wassergehalt zu verzehren. Nach einer Obstmahlzeit muss man nur 30 - 45 Minuten warten, bis etwas anderes gegessen werden kann. Übrigens ist Wasser zu Obst nicht schädlich, jedoch meist nicht notwendig, da Obst unseren Körper mit viel wertvollem Wasser versorgt.

Obst sollte - wenn möglich - nur im sonnengereiften Zustand genossen werden. Leider wird heute sehr viel Obst unreif geerntet und verkauft.

Das Obst gliedert sich in folgende große Gruppen:

Kernobst (Äpfel, Birnen) steht auch im Winter in ausreichenden Mengen zur Verfügung. Es sollte so gut wie täglich auf dem Speiseplan stehen.

Steinobst (Aprikosen, Kirschen, Pflaumen, Mirabellen, Zwetschgen, Pfirsiche, Nektarinen ...) ist nur saisonal verfügbar und sehr wertvoll. In der Zeit der Ernte empfehlen sich regelrechte Rohkost-Mono-Mahlzeiten.

Beeren (Brombeeren, Himbeeren, Erdbeeren, Sanddorn, Johannisbeeren, Stachelbeeren, Weintrauben, Heidelbeeren u. a.) sind sehr wertvolle Vitaminlieferanten. Auch sie sollten, wenn möglich erntefrisch und roh genossen werden.

Zitrusfrüchte (Limetten, Mandarinen, Clementinen, Orangen, Apfelsinen, Grapefruit, Pomelo, Zitronen …) sind Vitamin-C-Lieferanten. Trotz ihrer Fruchtsäure werden sie im Körper basenüberschüssig verdaut und belasten den Säure-Basen-Haushalt in keiner Weise, im Gegenteil.

Südfrüchte (Ananas, Bananen, Datteln, Drachenfrucht, Feigen, Granatapfel, Jackfrucht, Kaki oder Sharon, Kaktusfeige, Kiwi, Litschi, Lotusfrucht, Mango, Maracuja, Melone, Papaya, Passionsfrucht, Physalis …) Bei Südfrüchten scheiden sich die Geister. Zum einen sind sie so reich an Inhaltsstoffen wie kaum eine andere Obstsorte. Zum anderen werden sie jedoch meist grün geerntet und reifen ohne Sonne nach. Sei es wie es sei. Im Vergleich zu den vielen anderen schädlichen Nahrungsmitteln sind sie auf jeden Fall wesentlich gesünder.

Da der Zuckergehalt im gezüchteten Obst viel zu hoch und der Gehalt an lebenswichtigen Stoffen zurückgegangen ist, hat sich die Rolle von **Wildkräutern, Salat, Gemüse, Küchenkräutern, Samen, Keimen und Sprossen** wesentlich erhöht. Sie sind heute stärker denn je unverzichtbar für eine gesunde Ernährung. Wer es verträgt, der sollte besonders das chlorophyllhaltige grüne Blattgemüse täglich zu sich nehmen. Chlorophyll ist in seinem Aufbau unserem Blut sehr ähnlich. Schon allein diese Tatsache beweist sehr eindrücklich die Einheit der Natur.

Wildkräuter (Gänseblümchen, Gundermann, Löwenzahn, Sauerampfer, Bärlauch, Giersch, Brennnessel, Hirtentäschel, Vogelmiere, Breitwegerich, Brunnenkresse, Taubnessel, Malve u. a.) sind nicht überzüchtet und haben deshalb das Vielfache an Inhaltsstoffen zu bieten. Sie sollten unerhitzt und möglichst frisch genossen werden.

Es empfiehlt sich, die Wildkräuter mit anderen Salatsorten zu mischen. Der Salat wird dadurch gehaltvoller und der sehr intensive Geschmack der Wildkräuter etwas gemildert. Zu den **Salaten** gehören Gartensalat, Kopfsalat, Schnittsalat, Chicorée, Radicchio, Endivie, Rucola, Rauke, Mangold, Spinat, Brunnenkresse u. a.

Auch bei **Gemüse** gilt, dass es roh viel wertvoller ist als erhitzt. Wer jedoch in der Anfangszeit Probleme mit der Verdauung hat, der kann es leicht andünsten. Mit der Zeit wird sich die Verdauungskraft wieder erholen und es stellt dann kein Problem mehr dar, rohes Gemüse zu verdauen.

Kohl (Blumenkohl, Romanesco, Brokkoli, Kohlrabi, Wirsing, Weißkohl, Rotkohl, Spitzkohl, Rosenkohl, Grünkohl, Chinakohl) regt die Darmtätigkeit sehr an. Besonders in der Anfangszeit kann roher Kohl Blähungen verursachen. Diese verschwinden ziemlich schnell, wenn der Kohl allein und in moderaten Mengen gegessen wird. Auch hier gilt, dass er roh wesentlich wertvoller ist als erhitzt. Sehr fein schneiden und gründlich kauen!

Wurzelgemüse (Mohrrübe, Radieschen, Rettich ...) liefert ebenfalls viele wertvolle Nährstoffe. Mohrrüben können sogar mit Obst kombiniert werden.

Zwiebeln (Lauch, Knoblauch, Schalotte, Porree, Perlzwiebel) helfen durch die ätherischen Öle beim Reinigen des Darms und der Beseitigung von schädlichen Erregern.

Gurken und Kürbisse (Zucchini, Wassermelone, Honigmelone ...) sind hervorragende Wasserlieferanten. Kürbisse können z. B. gemeinsam mit Möhren geraspelt und roh verzehrt werden. Erst dadurch liefern sie dem Körper alle wertvollen Inhaltsstoffe.

Küchenkräuter (Basilikum, Thymian, Majoran, Rosmarin, Bohnenkraut, Salbei, Lavendel, Minze, Zitronenmelisse, Dill, Petersilie, Liebstöckel, Kerbel, Sellerie, Schnittlauch ...) sind die ideale Würze für jeden Salat. Sie sind reich an Mineralstoffen und ätherischen Ölen.

Samen (Sonnenblumenkerne, Sesam, Kürbiskerne ...) in natürlichem, unbehandeltem Zustand sollten zu unseren Grundnahrungsmitteln gehören. Sie sind reich an Enzymen, bieten reichlich leicht verdauliches Eiweiß, Fett und Kohlenhydrate. Damit sie der Körper optimal aufnehmen kann sollte man sie keimen oder fein mahlen.

Sprossen und Keime (Mungbohnen, Kichererbsen, Alfalfa, Bockshornklee, Rettich, Weizen, Linsen u. a.) haben einen hohen Energiewert. Sie sind ideale Eiweißlieferanten und helfen dem Körper bei der Entschlackung. Es versteht sich von selbst, dass auch sie in rohem und frischem Zustand genossen werden sollten.

Nüsse (Mandeln, Pecannüsse, Piniennüsse, Walnüsse, Haselnüsse, Buchecker ...)

liefern uns wie die anderen Samen wertvolle pflanzliche Fette und Energie. Sie benötigen jedoch einen relativ gesunden Verdauungstrakt, über den leider immer weniger Menschen verfügen. Täglich eine Hand voll ist sehr gesundheitsförderlich. Nüsse sind nur dann für den Körper nützlich, wenn sie möglichst frisch, roh, ungeröstet und ungesalzen gegessen werden.

Übrigens: Erdnüsse sind keine Nüsse sie gehören zu den Hülsenfrüchten - sie sind nicht zu empfehlen, da sie eine extrem säurebildende Wirkung auf den gesamten Körper haben.

Trockenfrüchten fehlt zwar das wertvolle Wasser. Trotzdem können sie dem Körper wertvolle Stoffe und Energie zuführen. Wichtig dabei ist, dass sie nicht geschwefelt wurden. Sie können auch vor dem Verzehr einige Zeit in etwas Wasser eingeweicht werden. Nicht wässern! Das Wasser sollte von den Trockenfrüchten vollständig aufgenommen werden.

Pflanzenöle sind hervorragende Lieferanten von Energie und vielen lebenswichtigen Stoffen. Aber auch sie können ihre volle Wirkung im Körper erst entfalten, wenn sie im Herstellungsprozess nicht erhitzt worden sind. Avocados und Oliven sind ideale Fettlieferanten. Ganz oben auf der Liste der Öle stehen Raps-, Lein- und Olivenöl.

Salz in kleinen Mengen sichert den erforderlichen elektrolytischen Zustand in unserem Körper.

Nicht alle Lebensmittel vertragen sich miteinander. Deshalb sollten folgende Grundsätze beachtet werden:

1. Rohe Nüsse nicht mit salzhaltigen Lebensmitteln gemeinsam essen. Sie sollten allein in kleinen Mengen verzehrt werden, am besten zwischen den Mahlzeiten.

2. Melonen vertragen sich mit keinem anderen Lebensmittel - also als Monomalzeit sehr zu empfehlen.

3. Obst möglichst allein und auf nüchternen Magen essen - am besten morgens bzw. vormittags.

4. Zucker oder Mehlprodukte jeder Art (auch Vollkorn) in einer Mahlzeit mit Obst oder Obst danach (1 - 2 h) setzt Gärungsprozesse im Verdauungstrakt in Gang - also meiden.

Mehr braucht der Mensch normalerweise nicht, um bis ins hohe Alter von mindestens 120 Jahren gesund und leistungsfähig zu bleiben. Doch in unseren mitteleuropäischen Breiten ist es kaum möglich, dauerhaft und vollständig nach dieser Nahrungspyramide zu leben. An heißen Sommertagen können sich fast alle einen Obsttag vorstellen. Obst kühlt und erfrischt. Die erste Nahrungspyramide zeigt auf, dass der Mensch aus warmen Gefilden stammt. Doch in der kälteren Jahreszeit haben wir oft ein Energieproblem. Da der Körper in dieser Zeit mehr Energie für die „Eigenheizung" benötigt, reicht die Obst- und Gemüseernährung nicht ganz aus. Dann muss zu Lebensmitteln aus der zweiten Ernährungspyramide gegriffen werden. Sie versorgen uns mit der benötigten zusätzlichen Energie, ihr sonstiger Wert ist jedoch relativ gering.

Hirse, Quinoa und Buchweizen sind Samen, die die Menschen schon seit Urzeiten gegessen haben. Sie sind bekömmlich, liefern Mineralstoffe und Energie. Ihre Wiederentdeckung lohnt sich auf jeden Fall.
Kartoffeln sind besonders in der kalten Jahreszeit sehr gute Energielieferanten. Gekocht mit Olivenöl und etwas Kräutersalz z. B. sind sie eine wahre Delikatesse.

Reis ist relativ arm an Nährstoffen und Mineralien. Deshalb sollte er wenigsten als Vollkorn verarbeitet und gegessen werden.

Vollkorn-Nudeln z. B. mit Sahne-Soße sind an ungemütlichen Herbst- und kalten Wintertagen gute Energielieferanten.

In unserer eigenen Getreidemühle mahlen wir die Körner und verarbeiten sie dann sofort weiter. Dadurch entsteht ein frisches und wirkliches **Vollkornbrot**. Das Rezept finden Sie in diesem Buch.

Vollkorn-Brot allein schmeckt natürlich auch nicht so besonders. Deshalb stehen auch ab und zu **Butter und Käse** mit auf unserem Speiseplan. Butter ist ein Lebensmittel, das nur wenige Schritte zur Herstellung benötigt. Natürlich bevorzugen wir Bio-Butter. Beim Käse ist die Auswahl noch schwieriger. Ziegenkäse aus einer Hofkäserei ist natürlich zu bevorzugen. Auf jeden Fall sollte es ein Käse mit Vollfettstufe sein, denn wir wollen ja mit ihm den zusätzlichen Energiebedarf decken.

(Schlag)sahne ist wie Butter ein Lebensmittel, das in nur wenigen Schritten hergestellt wird. Es ist reich an Energie und schmeckt z. B. mit Obst vorzüglich.

Über **Fisch und Fleisch** kann man geteilter Meinung sein. Warum sie nur in geringen Mengen gegessen werden sollten, wird in einem eigenen Kapitel ausführlich beschrieben. Fakt ist, der Mensch kann Fisch und Fleisch verdauen. Das ist jedoch aus der Not geboren. Wir kommen schon sehr lange wunderbar ohne aus. Mich trieben zum Fisch- und Fleischverzicht vor allem ethische Gründe. Ich kann einfach nicht mehr akzeptieren, in welch brutaler Art und Weise wir uns an der Schöpfung vergehen. Die industrielle Tiermast ist mit meiner Einstellung zur Natur und ihren Geschöpfen nicht mehr zu vereinbaren. Wir verstoßen damit in schlimmster Art und Weise gegen die Naturgesetze. Wenn wir das nicht bald begreifen und ändern, werden wir sicher in gar nicht so ferner Zukunft eine entsetzliche Quittung dafür erhalten. Deshalb leiste ich meinen winzigen Beitrag, indem ich nur wenige Produkte aus diesen Quellen verzehre. Je mehr Menschen das verstehen und danach handeln, umso besser. Vielleicht gelingt es uns damit eine Marktveränderung herbeizuführen.

Alle anderen Nahrungsmittel sind eigentlich überflüssig. Sie helfen dem Menschen nicht, gesund und leistungsfähig zu bleiben. Im Gegenteil die meisten von ihnen sind die Ursache unserer Krankheiten wie wir das in den folgenden Kapiteln noch genauer beleuchten. Von den Genussmitteln ganz zu schweigen. Sie müssten eigentlich Suchtmittel heißen, denn sie schaffen Giftstoffe in unseren Körper, die uns mehr oder weniger abhängig werden lassen.

Bei all dem gilt der Grundsatz: **Iss wenig und mit Verstand!** Wer glaubt, er müsse mehr essen, weil er doch kein Fleisch mehr zu sich nähme, ist schon wieder auf dem Holzweg. Da in den oben genannten Lebensmitteln nicht so viele belastende Stoffe enthalten sind und sie mit weniger Energieeinsatz verdaut werden, genügt eine relativ kleine Menge, um den Menschen zu ernähren.

Das alles braucht natürlich Zeit. Die geweiteten Därme müssen sich erst zurückbilden, die Sucht auslösenden Stoffe abgebaut und die Aufnahme der Nährstoffe verbessert werden. Es braucht also einen starken Willen, um diese Änderungen dauerhaft in die Tat umzusetzen. Der Wille erwächst aus der Motivation und diese entspringt dem Wissen. Die folgenden Kapitel können Ihnen dabei helfen, den Kampf gegen die alten Gewohnheiten und Süchte dauerhaft erfolgreich zu bestehen.

Warum Kochen, Braten und Backen ungesund sind

Seneca, einer der großen Gelehrten seiner Zeit, wurde von seinem Herrscher gefragt, wie gesund sein Volk wäre. Er antwortete darauf: „Zähle die Köche!"

Der Mensch ist das einzige Lebewesen, das seine Nahrung wärmebehandelt und er glaubt, dass er damit seiner Verdauung etwas Gutes tut. Wenn man das jedoch etwas genauer betrachtet, sieht es ganz anders aus:
Durch das Erhitzen gehen viele wertvolle Stoffe verloren. Vor allem die meisten Enzyme und Vitamine überstehen die Wärmebehandlung nicht. Dadurch fehlen unserem Körper wertvolle Lebensbausteine.

Viele Stoffe ändern auch ihre Struktur. Das kann z. B. am Spiegelei bewundert werden. Das Eiweiß gerinnt (koaguliert) und wird dadurch für unseren Verdauungstrakt äußerst schwer bzw. gar nicht verdaubar. Dieser Vorgang setzt schon bei einer Temperatur über 41 °C ein. Deshalb ist Fieber über 42 °C lebensgefährlich.

Die Zellstruktur der Nahrung wird zerstört. Dadurch tritt das Wasser aus und die Nahrung wird trockener. Da wir jedoch zu über 70 Prozent aus Wasser bestehen, hat das ziemlich fatale Folgen. So gibt es z. B. schon viele Untersuchungen, die aufzeigen, dass die Menschen im Alter immer mehr austrocknen.

Mit dem Wasser werden der erhitzten Nahrung noch viele weitere wertvolle Inhalts- und Geschmacksstoffe entzogen. Dadurch verliert erhitzte Nahrung an Geschmack und wir müssen mit Salz und anderen Würzmitteln künstlich nachhelfen. Das führt zu einer Überversorgung, womit der Körper immer größere Probleme bekommt. Das Würzen führt leider auch dazu, dass wir uns Dinge in großen Mengen einverleiben, die uns von Natur aus eigentlich gar nicht schmecken.

Beim Braten, Grillen, Frittieren und Backen entstehen noch zusätzliche Giftstoffe, mit denen sich unser Körper herumschlagen muss. So finden wir in der Brotkruste und im Bratgut z. B. Acrylamid, das im Verdacht steht, Krebs zu erzeugen.
Die Ballaststoffe der Nahrung, die vor allem eine wichtige Reinigungsfunktion in unserem Darm haben, verlieren durch das Erhitzen ihre Elastizität. Damit büßen sie die erforderliche Haupteigenschaft für die

Reinigung ein. Ihre Funktion entspricht dann nur noch einem Besen, der statt Borsten weich gekochte Spaghetti hätte.

Fast alle erhitzten Nahrungsmittel werden säureüberschüssig verdaut. Das hat fatale Folgen. Der einzige saure Körpersaft ist die Magensäure. Alle anderen sind basisch. Auch das Blut des Menschen ist mit einem Wert von 7,4 leicht basisch. Verlässt das Blut seinen sehr engen basischen Bereich unter 7,37 spricht man von Azidose. Dieser Zustand ist lebensgefährlich. Der Körper muss also bei Strafe seines Untergangs den pH-Wert des Blutes aufrechterhalten. Erhält er über die Nahrung nicht genügend basisch reagierende Stoffe wie z. B. rohes Obst und Gemüse, ist er gezwungen, die eigenen Mineralstoffspeicher anzugreifen. Eine gesunde Ernährung müsste aus ca. 80 % basisch und 20 % sauer reagierenden Nahrungsmitteln bestehen. Leider ist das Verhältnis bei den meisten Menschen fast umgekehrt oder noch schlimmer. Dadurch entsteht ein ziemlich großer Säureüberschuss. Da die Ausscheidungskapazität der Nieren relativ schnell überfordert ist, bildet sich ein Säurerückstau. Damit die Säure die Organe nicht verätzen kann, wird sie mit Wasser verdünnt. Das führt zu Aufschwemmungen und einem sauren Milieu im Bindegewebe und auf der Haut. So wissen viele Menschen gar nicht, dass es nicht das Fett, sondern das Wasser ist, das sie so dick werden ließ. Um die Säuren neutralisieren zu können, werden Basen benötigt. Diese werden aus Mineralstoffen gebildet, die der Körper aus den Knochen, den Zähnen (Karies) u. a. entnehmen muss, weil er sie leider nicht in der Nahrung findet. Das Ergebnis der Neutralisierung ist ein Salz, das dann ausgeschieden oder abgelagert wird. Dadurch entstehen eine zunehmende Verschlackung des Körpers und eine Entmineralisierung. Die Folgen sind vielerlei verschiedene Erkrankungen wie z. B. Nieren- und Gallensteine, Arthrose, Arthritis, Gicht, und Osteoporose.

Erhitzte Nahrung stellt den Körper vor eine schwere Verdauungsaufgabe. Er muss möglichst alle zur Verfügung stehende Energie der Verdauungsarbeit zuführen. Das ist der Grund, warum man nach einem üppigen Mahl schläfrig wird. Es ist doch absurd: Da hat man so viel energiereiche Kost aufgenommen und trotzdem muss man sich danach auf die Couch legen. Das passiert bei roher Nahrung nicht. Essen Sie sich z. B. mit Bananen und Äpfeln satt. Sie werden ganz schnell feststellen, dass bei dieser Nahrung die Schläfrigkeit ausfällt. Rohe Früchte verdauen sich zu 80 Prozent und rohes Gemüse zu 70 Prozent selbst. Das liegt in erster Linie an den mitgelieferten Enzymen. Die erhitzte enzymlose Nahrung stellt den Körper vor gewaltige Probleme, weil er für die Verdauung eigene Enzyme einsetzen muss.

Das führt zu einer Überlastung vieler Organe. So ist z. B. die Bauchspeicheldrüse der meisten Menschen dreimal so groß als normal.

Man kann es drehen und wenden wie man will. Im Ergebnis führt es immer wieder zu der Schlussfolgerung, dass erhitzte Nahrung nicht gesund sein kann. Auch ein Blick in die Natur bestätigt das. Niemand käme auf die Idee, das Gras für eine Kuh zu kochen, damit es ihr leichter verdaulich wird. Unsere nächsten Verwandten – die Schimpansen – erhalten im Zoo nur rohes Obst und Gemüse. Wieso soll für uns Menschen das unschädlich sein, was ihnen schadet?

Auch der Blick in die Menschheitsgeschichte zeigt bei genauerer Betrachtung kein anderes Bild. Die ersten Menschenspuren tauchen vor ca. 50 – 60 Millionen Jahren auf. Rechnet man die Entwicklungszeit auf eine Stunde um, so wurde Jesus vor ca. einer Minute geboren. Das Feuer wurde vor ca. 10 Minuten beherrscht und seit ca. 5 Minuten für die Essenszubereitung benutzt. Das hatte natürlich seinen Grund. Der Mensch drang immer weiter in kältere Regionen vor und musste, um zu überleben, neue Strategien entwickeln. Dabei war er gezwungen immer weiter von der idealen Nahrungsform abzuweichen.

In dieser Zeit lebte er aber nie im Überfluss. Sein Körper hatte also Zeit, die Säuren wieder auszuscheiden. Außerdem hat der Mensch sicher immer die Pflanzennahrung bevorzugt, wenn sie ihm zur Verfügung stand. Niemand setzte sich der Lebensgefahr bei der Jagd aus, wenn er nicht unbedingt musste. Leider stellt sich bei Ausgrabungen ein scheinbar anderes Bild dar. Die Knochenreste haben überdauert, aber aus den vielen Pflanzenresten sind schon lange wieder viele neue Pflanzen entstanden. So schnell können fehlerhafte Schlussfolgerungen gezogen werden.

Interessant ist auch ein Blick zu den Eskimos. Wieso können sie fast ohne Pflanzen in dieser unwirtlichen Gegend leben? Nun, die Antwort ist relativ simpel. Zum ersten haben sie leider nur eine relativ geringe Lebenserwartung. Zum zweiten nehmen sie einen Großteil des Fleisches im rohen und getrockneten Zustand zu sich. Dadurch nehmen sie die Enzyme des Tieres mit auf.

Zusammenfassend kann also festgestellt werden, dass das Erhitzen der Nahrung aus der Not geboren wurde und es zu den größten Irrtümern unserer Zeit gehört, zu glauben, dass man sich mit erhitzter Nahrung, gleich welcher Art, gesund ernähren könne.

Daran ändern auch Untersuchungen nichts, die z. B. festgestellt haben, dass wir viel mehr Betacarotin aus gekochten Möhren aufnehmen als wenn wir sie roh verzehren. Zum Ersten wäre zu hinterfragen, ob wir überhaupt so viel Betacarotin benötigen. Zum Zweiten wäre interessant zu wissen, welche Stoffe noch benötigt werden, damit das Betacarotin im Körper seine Aufgabe auch wirklich erfüllen kann und zum Dritten wäre interessant zu wissen, welche anderen wertvollen Stoffe bei der Erhitzung vernichtet werden. All das wird in den Studien nicht einmal ansatzweise berücksichtigt.

Die Rückkehr zu einer möglichst naturbelassenen, hauptsächlich rohen Kost ist eine der wichtigsten Voraussetzungen für die Erlangung einer stabilen Gesundheit bis ins hohe Alter. Natürlich geht das nicht von heute auf morgen. Weder unser Körper noch unsere Psyche würden das verkraften. Die meisten Menschen sind von der Kochkost abhängig, sowohl geistig wie auch körperlich.

Die geistige Abhängigkeit entsteht vor allem aus den Traditionen, der Erziehung und den Gewohnheiten. Fast alle essen auch als Erwachsene so weiter wie sie das von ihren Eltern und Großeltern gelehrt bekamen. Ihnen fällt es nicht ein, diese Traditionen einmal kritisch zu hinterfragen. Für meine Eltern und Großeltern hatte das Essen einen sehr hohen Stellenwert. Sie mussten im Krieg und danach den Hunger und die Sorge um das tägliche Essen kennenlernen. Diese traumatischen Erfahrungen prägten sie für ihr weiteres Leben. Doch die meisten Menschen von heute kennen diese Erfahrung nur noch vom Hörensagen. Sie sind schon von klein auf jeden Tag ohne Mühen satt geworden und trotzdem essen viele so, als würde es morgen nichts mehr geben.

Die körperliche Abhängigkeit entsteht dadurch, dass sich die Organe auf die erhitzte Nahrung einstellen mussten. So produziert der Körper unnatürlich viel Magensäure, Insulin und viele andere Stoffe, die für die Verdauung von gekochter Nahrung in größeren Mengen benötigt werden. Sodbrennen, Magengeschwüre, Diabetes und andere Beschwerden und Krankheiten sind die Folge. Er stellt die körperchemischen Prozesse auf die Verdünnung und Neutralisierung überschüssiger Säuren ein. Die Prozesse der Mineralstoffentnahme aus körpereigenen Speichern sind in vollem Gange. Haarausfall, Löcher in den Zähne, brüchige Knochen, Hautprobleme, Krampfadern, Gelenkschmerzen u. a. Probleme sind die wahrnehmbaren Zeichen dieses Prozesses. Da unser Körper eine Energiesparmaschine ist, sträubt er sich gegen jede größere Veränderung, da sie unnötig Energie kostet. Deshalb fordert er weiter die bisherige Nahrung. Wir nehmen das als

„Heißhunger" wahr. Erst nach einiger Zeit stellt er sich langsam um und der Heißhunger verschwindet als hätte es ihn nie gegeben. Von allein und ohne Mühen lässt sich also die Umstellung nicht bewerkstelligen. Wer aber den Willen aufbringt, wird bald die Früchte in Form einer stabileren Gesundheit und eines höheren Leistungsvermögens auf allen Gebieten ernten.

Warum die Bewertung von Nahrungsmitteln unzureichend ist

Die Wissenschaft ist zunehmend stolz darauf die Inhaltsstoffe unserer Nahrung entschlüsselt zu haben. So wurde herausgefunden, dass Kohlenhydrate Energie liefern, Eiweiße als Grundbaustein unentbehrlich sind und Fette unsere Energiedepots auffüllen. Schon glaubt der Mensch den Schlüssel gefunden zu haben und beginnt diese Grundbausteine isoliert zu sich zu nehmen, in dem Glauben, seine Nahrung optimieren zu können.

Als nächstes wurden Vitamine entdeckt und jedem Vitamin wurden Funktionen zugeordnet. Es dauerte nicht lang und die Vitamine konnten synthetisch hergestellt werden, so dass für jedes Unwohlsein, jede Krankheit oder zur Vorsorge hübsch bunte Pillchen geschluckt werden können. Sie erhielten den tollen Titel „Nahrungsergänzungsmittel". Ohne schlechtes Gewissen kann jetzt der Apfel gegen die Schokolade getauscht und das Gemüse gut durchgekocht werden. Mit der Multivitaminpille danach ist wieder alles in Ordnung - so glauben viele.

Auch dass unsere Lebensmittel Mineralstoffe enthalten ist bekannt und so versieht man die Vitaminpräparate mit Magnesium, Calcium, Jod und anderem. In der Annahme, der Körper kann diese in jeder beliebigen Form, in der sie ihm angeboten wird, aufnehmen. Doch schon Dr. Heinrich Wilhelm Schüßler hat erkannt, dass Mineralsalze vom Körper am besten aufgenommen werden können, wenn sie diesem in potenzierter Verdünnung verabreicht werden. Das Prinzip „Viel hilft Viel" ist hier also nicht angebracht. Für den Körper ist es fremd, Mineralien aus anorganischen Quellen zu beziehen, da Mineralien natürlicherweise aus „lebendiger" Nahrung stammen und somit bereits in der Konzentration vorliegen, wie sie auch in den menschlichen Körperzellen zum Wirken kommen.

Täglich entdecken die Forscher neue Inhaltsstoffe und preisen sie als den Stein der Weisen, den Jungbrunnen oder den Schlüssel zu Gesundheit und Schönheit. Das Regal mit den Nahrungsergänzungsmitteln ist um ein neues Produkt reicher, aber die Menschen sind keinen Schritt weiter. Was ist passiert?

In seinem Forscherdrang und in seiner Gier nach Profit ist der Mensch einen Schritt zu weit gegangen. Er glaubt die Natur verbessern zu müssen und zu können. Dabei vertraut er lieber auf sein beschränktes Wissen statt auf die seit Jahrmillionen währende Evolution, die das Leben auf unserer Erde stetig optimiert.

Allein ein Apfel enthält nach aktuellen Schätzungen über 10.000 bioaktive Stoffe, von denen nur ein winziger Bruchteil bekannt und analysiert ist. Selbst wenn wir es schaffen, diese Substanzen zu isolieren und ihre Funktionen zu klären schaffen wir es nicht, die Wirkung, die ein Apfel erzielt, nachzuahmen. Denn ein Apfel besitzt eine lebende Struktur. All die bioaktiven Substanzen sind gekoppelt an den Aufbau der Zellen und deren Ordnungssystem. In isoliertem Zustand fehlen die Partner, mit denen diese Stoffe unter natürlichen Bedingungen interagieren und damit ihre Wirkung erzielen können. Darüber hinaus ist unser Körper darauf eingestellt, diese Substanzen mit all dem „Drumherum" aufzunehmen und zu verstoffwechseln.

Eine Eigenschaft von lebender Nahrung ist die Aktivität der enthaltenen Enzyme. Enzyme sind Proteine also Eiweiße, welche chemische Reaktionen katalysieren. Es gibt eine unglaublich große Anzahl dieser kleinen Maschinen, denn jedes Enzym katalysiert eine spezifische Reaktion. Je komplexer ein Organismus ist, umso mehr Aufgaben kann er bewältigen und umso größer ist daher sein Repertoire an Enzymen.

Proteine haben einen sehr variablen Aufbau. Ihre Bauanleitung liegt in der DNA verschlüsselt und jede Zelle synthetisiert die Proteine, die sie gerade benötigt. Proteine bestehen aus einer Kette von Aminosäuren, den Bausteinen der Proteine. In der Natur kommen 23 Aminosäuren (für den Menschen sind 21 von Bedeutung) vor, welche in jeder beliebigen Reihenfolge und Anzahl kombiniert werden können.

Diese Aminosäurekette faltet sich dann in eine dreidimensionale Struktur, welche es dem Protein erlaubt seine Aufgabe zu erfüllen. Eine falsche Faltung führt zu Inaktivität. Jetzt lässt sich auch der Begriff „Denaturieren" erklären. Unter bestimmten Bedingungen z. B. zu hoher Temperatur, zu niedrigem pH-Wert oder zu hoher bzw. niedriger Salzkonzentration wird die Faltung eines Proteins zerstört und damit auch seine Aktivität. Dies ist der Grund, warum ein Spiegelei in der Pfanne gerinnt. Die enthaltenen Proteine denaturieren. Sie können damit keine ihrer Aufgaben mehr erfüllen. Sie sind tot.

Zu den bekanntesten Enzymen gehören die Verdauungsenzyme. Sie katalysieren die Zerlegung von z. B. Stärke in einzelne Zuckermoleküle oder von Proteinen in Aminosäuren. Sie zerlegen also Stoffe in ihre Grundbestandteile und machen sie so für den Körper verwertbar. Jede Zelle besitzt diese Enzyme und bewahrt sie unter normalen Bedingungen sicher auf, da sie, wären sie frei in der Zelle zugegen, diese von innen verdauen würde. Bei der Reifung von Früchten kommt dieser Vorgang gezielt zum Einsatz. Verdauungsenzyme spalten dabei Stärke in Zucker, weshalb reifende Früchte zunehmend süßer werden. Auch die Zellstruktur wird bereits nach und nach aufgelöst, weshalb die Früchte weicher werden. Eine reife Frucht ist deshalb so leicht verdaulich, weil sie alle Enzyme für ihren Abbau bereits mitliefert. Zusätzlich enthält sie reichlich Wasser und eine genau abgestimmte Konzentration an Mineralien.

Nun sind Enzyme, wie oben schon angesprochen Proteine, welche unter den falschen Bedingungen denaturieren. Daher ist gekochte Kost schwerer verdaulich als rohes Obst und Gemüse. Der Körper muss hier alle Verdauungsenzyme selbst herstellen, was zum einen Energie und zum anderen Zeit kostet, so dass die tote Nahrung länger in unserem Verdauungstrakt verweilen muss. Außerdem muss er Wasser und Mineralstoffe zufügen oder entziehen, um für die Verdauungsenzyme optimale Arbeitsbedingungen zu schaffen.

Ein häufiges Gegenargument zu dieser These ist, dass die Enzyme noch vor ihrem Wirkungsort im Darm durch die Magensäure denaturiert würden. Grundsätzlich ist das nicht von der Hand zu weisen. Allerdings ist es deutlich erwiesen, dass sich „lebendige" Nahrung schneller verdauen lässt. Zudem enthält der Magen bei pflanzlicher Kost wesentlich weniger Säure und auch die Verweildauer der Nahrung ist kürzer. Als Hauptpunkt sei genannt, dass die Enzyme nicht in isolierter Form in den Magen gelangen, sondern in Verbindung mit all den anderen Zellbestandteilen. Es wäre also möglich, dass Zellen oder Zellfragmente, welche von einer Membran aus Lipiden (=Fette) umgeben sind, erhalten bleiben und ihr Inhalt daher nicht in Kontakt mit der Magensäure kommt. Erst durch das Einwirken von Gallensaft im Darm wird die Lipidhülle aufgebrochen und die enthaltenen Enzyme kommen zum Einsatz.

Die Qualität unserer Nahrung wird also wesentlich von ihrer Lebendigkeit geprägt. Es scheint erstaunlich, aber durchaus logisch, dass man von Obst und Gemüse allein satt werden kann. Unser Körper zählt nicht - wie so viele nutzlose Diäten - die Kalorien (Energiegehalt, welcher durch Verbrennung frei wird), sondern die für ihn lebensnotwenigen Bestandteile wie Mineralien, Vitamine und andere für uns essentielle Stoffe. Das erklärt, warum man manchmal einfach nicht satt wird und Heißhunger hat. Der Körper verlangt nach diesen Stoffen nicht nach Energie. Leider greifen die meisten Menschen dann immer noch zu den falschen „Lebensmitteln". Probieren Sie doch einfach bei der nächsten Hungerattacke einen frischen Salat oder Obst. Meist mangelt es dem Körper an Mineralstoffen, welche vor allem in Gemüse und Salat zu finden sind.

Man muss sich keine Sorgen darüber machen, ob der Körper ausreichend Energie über die Nahrung bekommt. Weit wichtiger ist es ausreichend Mineralien, Vitamine und „Leben" zu sich zu nehmen.

Warum die Mahlzeiten-Theorie kontraproduktiv ist

Die Auffassungen, wann, wie oft und wie viel am Tag gegessen werden sollte sind sehr vielfältig. Die einen empfehlen möglichst viele kleinere Mahlzeiten über den Tag verteilt zu sich zu nehmen, die anderen behaupten, besonders das Frühstück sei wichtig.

Fast niemand kommt auf die Idee, die gesamt Mahlzeiten-Theorie in Frage zu stellen. Wie sieht es in der Natur aus? Das Tier nimmt in seiner aktiven Phase dann Nahrung zu sich, wenn es Hunger hat und welche findet. In unserer heutigen Gesellschaft essen wir nach der Uhr. Wir reden unseren Kindern von klein auf ein, dass sie früh unbedingt etwas essen müssen, um gesund zu bleiben, auch wenn es keinen Hunger hat. Wir stopfen uns zu Feierlichkeiten so voll, dass wir das Gefühl haben, fast zu platzen. Die disziplinierende Arbeitswelt von heute hat den Menschen beigebracht nach der Uhr zu essen und es dauerte nicht lange und schon entwickelte sich der Glaube, dass das gesund sei. Das Ergebnis ist unübersehbar.

Die meisten Menschen haben dabei verlernt, auf ihren Körper zu hören. Sie glauben eher der Zeitgeisel als ihrer inneren Stimme. Der Mensch hat seine aktive Phase von Sonnenaufgang bis es wieder dunkel wird, denn er ist kein nachtaktives Wesen. Sein Biorhythmus stellte sich in Millionen Jahren darauf ein. In der aktiven Zeit sind sein Verdauungsapparat und die Energieproduktion in Betrieb. In der Nacht wird wieder aufgeräumt. Unser Gehirn verarbeitet das erlebte und unser Körper entgiftet und entschlackt. Diese Entgiftungs- und Entschlackungsphase hält noch fast bis zum Mittag an, wenn wir sie nicht durch ein üppiges Frühstück stoppen, da der Körper dadurch gezwungen wird, die Verdauung wieder anzukurbeln.

Müssen wir wirklich schon nach dem Aufstehen unbedingt etwas essen? Wir haben die ganze Nacht geruht. Unser Körper und unser Geist haben aufgeräumt. Wir sind voller Energie. Es gibt in Wirklichkeit keinen einzigen vernünftigen Grund, warum wir schon in den frühen Morgenstunden unsere Insulinproduktion wieder hochfahren und die Entschlackung vorzeitig stoppen sollten, damit das dick mit Nuss-Nougat-Creme bestrichene Weißmehlbrötchen und der obligatorische Kaffee verdaut werden können.

Das einzige, was wir logischerweise früh am Morgen benötigen, ist etwas Wasser, um die Verdunstungsverluste der Nacht wieder auszugleichen. Ich trinke meist früh nur etwas Wasser und gehe danach häufig joggen. Meine erste Nahrung nehme ich fast immer am späten Vormittag oder gar erst mittags zu mir und das ist in der Regel Obst. Dabei fühle ich mich wohl und verspüre keine Hunger.

Wenn ich dann einmal mit der Nahrungsaufnahme begonnen habe, zieht es mich immer wieder in die Küche. Oft muss ich mich dann bremsen, um nicht zu viel zu essen, denn auch ich wurde nach der Mahlzeiten-Theorie erzogen und ich muss mir das wirkliche Sättigungsgefühl erst wieder erarbeiten.

Der einzig logische und vernünftige Weg führt über die Schärfung unserer eigenen Sensoren. Normalerweise signalisiert uns der Körper sehr genau, was er benötigt. Leider haben wir verlernt, auf ihn zu hören. Dazu kommt noch, dass es für die meisten kaum noch möglich ist, Sucht-, Abhängigkeits- und Gewohnheitssignale von den Signalen zu unterscheiden, die wir wirklich beachten sollten, um gesund und leistungsfähig zu bleiben. Der einzige Weg der erfolgreichen Differenzierung führt ausgehend vom Wissen über den Verstand zum Willen. Eine Abhängigkeit kann nur durch einen mindestens so starken Willen beseitigt werden.

Unstrittig ist auch die Tatsache, dass die Mahlzeiten nach der Uhr dazu geführt haben, dass wir viel mehr essen als wir benötigen und das führt zu einer unnötigen Belastung unseres Körpers. Eine vernünftige und natürlich einigermaßen gesunde Mahlzeit am Tag und dazu hier und da noch ein paar Häppchen würden sicherlich ausreichen, uns mit allem Notwendigen zu versorgen, um gesund und leistungsfähig bis ins hohe Alter zu sein. Doch wer schafft das schon in der heutigen Zeit – nicht einmal ich. Wohin man schaut, überall locken leckere Verführungen: in der Werbung im Fernsehen, im Supermarkt, an den Gaststätten und unzähligen Imbissständen. Das Geschäft mit der „Fresserei" boomt.

Warum Zucker krank macht

Es hat sich ja schon herumgesprochen, dass Zucker nicht so richtig gesund sei. Doch das ganze Ausmaß der Katastrophe erkennen die wenigsten. Zucker ist eine wunderbare Sache – wenn er mit der ganzen Frucht gegessen wird. Doch was machen wir? Wir nehmen z. B. die Zuckerrüben und „erkochen" aus ihr den weißen Kristallzucker. Im Klartext bedeutet das, wir vernichten alle Enzyme, Vitamine, Mineral- und Ballaststoffe, also alle lebenswichtigen Bestandteile der Zuckerrübe, um den konzentrierten Weißzucker zu erhalten. Gelangt dieser ohne die anderen Stoffe in unseren Verdauungstrakt, fehlen sie und unser Körper hat nichts, um diesen Zucker zu verarbeiten. Deshalb ist er gezwungen einen Stoff zu produzieren, der in der Lage ist, den Zucker zu neutralisieren – das Insulin. Essen wir dagegen eine süße Frucht wird keinerlei oder nur wenig Insulin für die Verdauung benötigt, weil die Frucht den größten Teil der Stoffe, die für ihre vollständige Verdauung benötigt werden, mitliefert. Da wir von Natur aus Früchteesser (Frugivoren) sind, ist unser Körper nicht für solch eine intensive Insulinproduktion eingerichtet. Deshalb bricht sie nach einigen Jahren zusammen mit der Folge, dass der Mensch zuckerkrank wird. Nun muss das Insulin künstlich zugeführt werden. Geschieht das nicht, kann der Körper die Zuckermassen nicht mehr abbauen. Sie verkleben die Adern und die hohe Zuckerkonzentration würde dazu führen, dass der Mensch ins Koma fiele und sterben würde. Es ist also ein Skandal ersten Ranges, wenn versucht wird, Diabetes zu bagatellisieren. Sie ist und bleibt eine lebensbedrohliche Krankheit, für die man vielleicht auch eine gewisse erbliche Veranlagung benötigt. Sie bricht aber nur aus, wenn auch der entsprechende Lebenswandel dazu kommt. Und der muss nicht einmal besonders schlimm sein. Weißmehl, Kuchen u. a. Süßwaren reichen oft aus, wenn sie in entsprechenden Mengen gegessen werden.

Konzentrierter Zucker führt zu einem sehr großen Säureschub. Der Körper versucht natürlich diese möglichst schnell zu neutralisieren. Da er keine Mineralstoffe mitgeliefert bekommt, muss er wohl oder übel auf die eigenen Speicher zurückgreifen. Er entnimmt die Mineralstoffe vor allem aus den Zähnen, aus dem Haarboden bei vielen Männern, aus den Adern und Knochen. Die Löcher in den Zähnen

(Karies) entstehen also nicht von außen, sondern sind die Folge der Mineralstoffentnahme. Haarausfall ist kein Schicksal, sondern die Folge der Auslaugung des Haarbodens. Schlaganfall und Thrombose kommen nicht aus heiterem Himmel, sondern werden durch die Mineralstoffentnahmen aus den Blutgefäßen vorbereitet. Osteoporose ist kein Gesetz des Alters, sondern das Ergebnis der Mineralstoffentnahme aus den Knochen für die Säureneutralisation. Zucker ist also der beste Krankmacher. Die Reihe der Leiden, die mit ihm zusammenhängen ließe sich noch ziemlich verlängern.

Leider trifft das nicht nur auf den Weißzucker zu. In nicht so extremer, aber immer noch schädigender Form trifft das auch auf alle anderen konzentrierten Zuckerarten zu. Ob er nun Vollrohrzucker, Roh-Rohrzucker, Melasse oder sonst wie heißt. Sie haben alle gemeinsam, dass sie durch eine Hitzeprozedur geschickt wurden, die auf jeden Fall garantiert, dass kein einziger lebendiger Bestandteil übrig bleibt und das Produkt sehr mineralstoffarm ist. Natürlich könnte man sagen, dass Vollrohrzucker besser ist als Weißzucker, doch das käme dem Vergleich nahe, dass der Pantherpilz nicht ganz so giftig ist wie der Knollenblätterpilz.

Und schon wieder muss ich mich bei einer Berufs- bzw. Hobbygruppe unbeliebt machen. Auch Honig ist konzentrierter Zucker und erfordert für seine Verdauung fast genauso viel Insulin wie der Weißzucker. Natürlich ist Honig gesund – jedoch nur für die Bienen. Auch ein Blick auf unsere körperlichen Voraussetzungen sagt uns, dass der Urmensch sicher nur sehr selten an Honig gelangen konnte. Die Bienen rücken ihre sauer erarbeitete Nahrung nicht freiwillig heraus. Besser wäre es also, die Bienen zu halten, dass sie unsere Obstbäume fleißig bestäuben und damit für eine gute Ernte unseres wichtigsten Grundnahrungsmittels sorgen. Zum Dank dafür dürfen sie ihren Honig behalten und sicher werden sie damit nicht so schnell krank wie mit dem ekligen Zuckerwasser, mit dem wir sie sonst abspeisen.

Viele Menschen glauben nun, dass sie auf Dicksäfte ausweichen können. Doch leider wurden auch diese durch Hitzeprozesse gewonnen, die alles Lebendige durch den Schornstein schickten.

Man kann es drehen und wenden wie man will: Der Mensch ist für die Aufnahme dieser konzentrierten Süßungsmittel nicht gerüstet.

Immer mehr Menschen versuchen deshalb ihren Zuckerkonsum zu verringern. Leider machen viele dabei einen katastrophalen Fehler: Sie weichen auf Süßstoffe aus. Damit wird das Chaos für den Körper so richtig perfekt. Die Geschmacksorgane melden dem Gehirn den süßen Geschmack, den sie auf der Zunge feststellen. Unser Zentralcomputer befiehlt demzufolge die Produktion von Insulin anzukurbeln. Das kreist vergeblich in unserem Blut und sucht nach dem Zucker. Da keiner zu finden ist, ruft es nach ihm. Wir nehmen dieses Rufen als Appetit oder Heißhunger wahr. Die Folge ist, dass wir immer mehr essen. Der Süßstoff selbst stellt unseren Körper vor ein unlösbares Rätsel: „Was ist das denn für ein Zeug? Dafür habe ich keinerlei Verwendung. Also raus damit oder Ablagern!" In den USA müssen Produkte, die den Süßstoff Saccharin enthalten die Aufschrift tragen: „Die Verwendung dieses Produkts kann Ihrer Gesundheit schaden." In Europa sind gegenwärtig sechs Süßstoffarten zugelassen. Sie müssen zwar auf der Verpackung genannt werden, einen Hinweis sucht man jedoch vergebens. Sind die Europäer resistenter gegen dieses Zeug?

Die Verbannung jeglichen konzentrierten Zuckers und natürlich aller Zuckerersatzstoffe aus der Küche ist die logische Schlussfolgerung. Die bessere Alternative bilden beispielsweise Trockenfrüchte (natürlich ungeschwefelt) wie Rosinen, Datteln, Aprikosen und natürlich Bananen. Wenn sie nicht im Übermaß gegessen werden, stellen sie den Körper bei weitem nicht vor solche Probleme und die Menge des benötigten Insulins ist nicht ganz so groß.

Warum Backwaren schädlich sind

Ich weiß, nun mache ich mich auch noch bei den Bäckern unbeliebt. Doch was bleibt mir übrig? Leider sind die meisten Erzeugnisse dieser Zunft ziemlich gesundheitsschädlich.

Wir Menschen sind keine Körnerfresser. Gegessene Körner scheiden wir unverdaut wieder aus. Unser Verdauungsapparat ist darauf ausgerichtet in erster Linie Obst und Gemüse zu verarbeiten. Um an die Nährstoffe des Korns heranzukommen, kamen die Menschen auf die Idee das Korn zu mahlen. Das so entstandene Mehl schmeckt uns jedoch nicht und ist viel zu trocken. Auch mit Wasser verdünnt könnten wir uns den so entstandenen Mehlbrei nur mit Widerwillen hinunterwürgen. Deshalb müssen wir es würzen. Doch der Brei wird auch damit noch nicht zu einer Leckerei.

So kam es, dass wir den Getreidebrei einer Feuerbehandlung unterzogen und siehe da, auf einmal wird das schmackhaft und soll auch noch gesund sein. Da stimmt doch etwas nicht. Die Wahrheit ist, dass unser Körper ziemlich viel Aufwand betreiben muss, um mit dieser Art

Nahrung fertig zu werden. Brot liefert dem Körper viel Energie, das ist unbestritten, jedoch dazu kommen noch die Giftstoffe aus dem Backprozess und eine große Menge Schleim. Diese Verschleimung behindert die Fließfähigkeit der Körpersäfte und die Funktionen der Verdauung. Und wenn das „Fass" voll ist, läuft der überflüssige Schleim aus der Nase. (Lesen Sie dazu das Kapitel „Warum Schnupfen nicht von Viren ausgelöst wird"!)

Doch das ist leider erst der Anfang der Tragödie. Der weitaus schlimmere Teil begann damit, dass man versuchte, Mehl haltbar zu machen. Werden Körner so wie sie sind zu Mehl gemahlen, befinden sich alle lebendigen Stoffe darin. Diese führen dazu, dass das Mehl ziemlich schnell ranzig wird und verdirbt. Also ging man dazu über, die lebendigen Stoffe aus dem Mehl zu entfernen. Was übrig blieb war die reine Stärke. Alle wertvollen Mineral- und Ballaststoffe wurden beseitigt. So entstand das so genannte „Auszugsmehl". Das ist deshalb so lange haltbar, weil nicht einmal Bakterien etwas damit anfangen können. Bei der so schon schwierigen Verdauung fehlen nun auch noch die lebendigen Bestandteile und der Körper ist gezwungen, eigene Reserven dafür anzugreifen. Die Verdauung von Weißmehlprodukten führt also zusätzlich zur Verschleimung noch zur Entmineralisierung des Körpers. Die Stärke wird zu Zucker verdaut. Bei Weißmehlprodukten geht das besonders schnell. Damit führen sie auch noch zu einer unnatürlich hohen Insulinausschüttung.

Sehr oft werden die Weißmehlprodukte auch noch ziemlich stark mit Zucker und Fett kombiniert. Dadurch entstehen nicht nur wahre Kalorienbomben, sondern sie führen zu einer gewaltigen Übersäuerung und die Insulinausschüttung wird bis an die Grenzen des Zusammenbruchs beansprucht.

So kommt es, dass Torte und Kuchen uns immer dicker und kränker werden lassen. Zu allem Übel entziehen sie dem Körper Unmengen von Wasser. Das wird dann noch durch den Kaffeegenuss verstärkt. Das kann auf die Dauer nicht gut gehen.

Die gesündeste Art, Getreide zu essen, ist sein Genuss im gekeimten Zustand. Die Essener stellten ihr Brot aus gekeimtem Getreide her. Sie formten daraus Fladen und backten sie auf heißen Steinen in der Sonne. Gekeimtes Getreide führt dem Körper nicht nur viel Energie zu, sondern wirkt auch noch entschlackend und entgiftend. Neben anderen Keimen und Sprossen essen wir häufig eine kleine Menge Getreidekeime.

Wer auf Brot nicht verzichten will bzw. kann, sollte wenigstens auf Vollkornbrot zurückgreifen. Leider wird hier oft Etikettenschwindel betrieben. Dadurch, dass man Brötchen außen ein paar Getreidekörner „aufklebt", werden sie noch lange nicht zu Vollkornbrötchen. Diesen Namen verdienen sie nur, wenn sie auch wirklich aus Vollkorn gebacken worden sind und das ist leider nur selten der Fall.

Die Vollkornbäckerei hat jedoch auch ihre Tücken. So ist es nicht besonders ratsam Vollkorn mit Früchten zu kombinieren. Das Zusammentreffen der Fruchtsäure mit dem Vollkorn führt zu ziemlich starken Gärungsprozessen und damit zu Blähungen.

Man kann es drehen und wenden wie man will. Am Ende bleibt bei allen Backwaren ein fader Beigeschmack. Egal in welcher Form tragen sie auf keinen Fall zu unserer Gesundheit bei. Besser ist es also, die Menge Schritt für Schritt zu reduzieren und es ist natürlich immer besser, wirkliche Vollkornprodukte zu bevorzugen.

Für die eigene heimische Vollkornbäckerei stelle ich Ihnen gern das Rezept vor, nach dem meine Frau Dinkel-Vollkornbrötchen bäckt.

Zutaten:

600 g   Bio-Dinkel Körner
(Körner werden unmittelbar vor dem Backen ganz fein gemahlen und sofort verarbeitet - Getreidemühle erforderlich!) + eine Hand voll Körner für Streumehl

Hinweis: In Bio-Läden bzw. Reformhäusern besteht meist die Möglichkeit die Körner frisch mahlen zu lassen.

370 g   kaltes Wasser
30 g   frische Hefe
15 g   Ur-Salz

Verarbeitung:

1. Wasser, Salz und Hefe werden vermischt (in Küchenmaschine - sonst per Hand), dann wird das frisch gemahlene Vollkornmehl dazugegeben. Per Maschine ca. 7 min kneten lassen (sonst per Hand gründlich bearbeiten).

2. Arbeitsfläche mit Mehl bestreuen und Teig nochmals kurz per Hand gründlich kneten.

Der Teig sollte nicht kleben sonst noch etwas Mehl dazugeben.

3. Teigruhe ca. 15 min
   Unterlage und Teig leicht mit Mehl bestäuben, mit Tuch abdecken

4. Danach den Teig nochmals per Hand durchkneten (ca. 2 min).

5. Jetzt Ofen vorheizen - 250 C° - Ober- und Unterhitze.

   Zusätzlich eine kleine Edelstahl-Schale mit heißem Wasser auf das Rost in den unteren Schub des Ofens stellen.

6. Teigruhe ca. 5 min

7. Nochmals kurz durchkneten, dann mit einem Messer in Stücke teilen.
   (12 Stück pro Brötchen ca. 86 g)
   Brötchen formen rund oder länglich wie gewünscht.

   (Wenn es schnell gehen muss können aus dem Teig auch zwei kleine längliche Brote geformt werden. Brote an der Oberseite mit dem Messer einschneiden. Weitere Verarbeitung wie bei Brötchen.)

   (Brötchen können noch in Sesamkörnern oder auch Sonnenblumenkernen gewälzt werden)

8. Brötchen dann aufs Backblech legen (Backpapier unterlegen) und nochmals zugedeckt ca. 10 min gehen lassen.

9. Dann müsste der Ofen auf Temperatur sein.

10. Blech in die mittlere Schiene des Ofens schieben.

11. Die Brötchen brauchen max. 15 min Backzeit je nach gewünschter Bräunung.

12. Brötchen auf einem Rost abkühlen lassen.

Tipp:
In den Teig können je nach Wunsch Gewürze (Kümmel, Fenchel, Brotgewürz - ganz oder gemahlen) Nüsse und Rosinen eingearbeitet werden.

Warum tierische Produkte in größeren Mengen uns schaden

Irgendwann stellt jeder fest, dass ein zu viel an Fleisch, Wurst oder auch Fisch nicht gesund ist. Sodbrennen, Gicht und viele andere Krankheiten werden heute direkt mit dem Verzehr von tierischem Eiweiß in Zusammenhang gebracht. Warum ist das so?

Die Antwort ist im Säure-Basen-Haushalt unseres Körpers zu finden. Der einzige saure Körpersaft befindet sich im Magen. Alle anderen Säfte sind mehr oder weniger stark basisch. Bei Strafe unseres Untergangs muss der Körper sichern, dass die basischen pH-Werte des Blutes, des Gallensaftes, der Lymphe usw. stimmen.

Den Nachschub erhält er über unsere Ernährung. Jedes Nahrungsmittel wird entweder säure- oder basenüberschüssig verdaut. Alle tierischen Produkte werden säureüberschüssig verdaut. Das führt dazu, dass durch die Ernährung der meisten Menschen ein Säureüberschuss entsteht. Da der Körper jedoch meist basische pH-Werte benötigt, ist er gezwungen die überschüssigen Säuren möglichst schnell zu neutralisieren. Als erstes werden sie verdünnt, damit sie keine ätzenden Schäden anrichten können. Das führt zu Aufschwemmungen und zu einem pH-saurem Bindegewebe. Als zweites versucht er die Säuren zu neutralisieren. Die dazu benötigten Mineralstoffe bezieht er aus der Nahrung und wenn die nicht genügend liefert – was leider oft genug vorkommt – aus körpereigenen Vorräten. Dadurch entmineralisiert er mit den Jahren z. B. den Haarboden bei vielen Männern, die Zähne, das Adersystem und das Skelett. Das Ergebnis der Säureneutralisierung ist ein Salz. Dieses versucht er natürlich auszuscheiden. Leider ist die Kapazität meist nicht ausreichend bzw. die Menschen nehmen zu wenig Wasser auf. Dadurch ist der Körper gezwungen, das Salz abzulagern. Das geschieht vor allem im Bindegewebe, später in den Gelenken und auch in den Organen. Da er zu wenig basenüberschüssige Nahrung erhält, ist er zusätzlich noch gezwungen die körpereigenen Mineralstoffe für die Aufrechterhaltung des basischen pH-Wertes des Blutes und der anderen Körpersäfte zu opfern. So verbrauchen sich die Menschen mehr und mehr selbst. Die Ergebnisse sind Haarausfall, Karies und Zahnverlust, Knochenschwund und höhere Brüchigkeit, Verlust der Elastizität und erhöhte Brüchigkeit des Adersystems. Dazu kommen immer mehr Ablagerungen, die dazu führen, dass die Knorpel in den Gelenken abgenutzt werden, die Sauerstoffversorgung der Zellen immer stärker behindert wird usw.

Das alles haben wir natürlich nicht nur dem Fleisch zu verdanken. Alle Zuckerprodukte, Backwaren, Alkohol und die vielen anderen so genannten Genussmittel tragen einen nicht unerheblichen Teil dazu bei.

Der Mensch ist kein Fleischfresser. Schon seine körperlichen Voraussetzungen beweisen, dass er von Natur aus nicht zum Raubtier taugt. Wir haben keine Klauen, um ein Beutetier festhalten zu können. Unsere Greiforgane sind eindeutig für das Pflücken von Früchten bestimmt. Wir haben keine Reißzähne. Damit fehlen uns alle Voraussetzungen ein Beutetier zu öffnen. Unser gesamter Verdauungsapparat ähnelt einem Pflanzenfresser. Ein Fleischfresser hat bis zu zehnmal mehr Magensäure und einen viel kürzeren Darm, damit er die giftigen Stoffe schneller ausscheiden kann. Wer viel Fleisch und Wurst isst, bekommt häufig Sodbrennen. Der Körper stellt mehr Magensäure her, um der großen Menge an tierischen Produkten irgendwie Herr zu werden, verkraftet das jedoch nur sehr schwer.

Auch psychologisch ist die Argumentation sehr schlüssig. Wenn wir Blut sehen, läuft uns nicht das Wasser im Mund zusammen. Rohes Fleisch ohne Gewürz schmeckt nicht. Wenn jeder selbst schlachten müsste, um Fleisch essen zu können, dann würde der Fleischkonsum ziemlich zurückgehen.

Natürlich haben die Menschen schon viele tausend Jahre Fleisch gegessen. Doch das geschah immer aus der Not heraus. Die Menschen damals lebten nie im Überfluss. Ihr Körper hatte genügend Zeit für die Verdauung. Auch heute würde sicherlich eine kleine Menge keinen Schaden anrichten. Jedoch von einer gesundheitsfördernden Wirkung zu sprechen, das ist absurd.

Der Mensch von heute ist ziemlich schizophren. Auf der einen Seite vergöttert er seine Haustiere und kann sich nicht vorstellen, diese auf den Speiseplan zu setzen. Auf der anderen Seite versündigt er sich an der Natur durch die industrielle Tiermast in einer unvorstellbar bestialischen Weise. Schon allein das müsste aus ethischen Gründen genügen, um dem Fleisch- und Wurstkonsum zu entsagen bzw. ihn enorm einzuschränken. Würden die Tiere wenigstens wie früher beim Einzelbauern meist üblich, relativ artgerecht gehalten, dann wäre sicher nichts gegen einen kleinen Braten einmal im Monat etwas einzuwenden.

Aber auch aus anderen Gründen ist der Fleischkonsum zu verwerfen. Da ist zum einen die Luftverschmutzung. Ja, Sie lesen richtig! Die intensive Tierhaltung ist heute einer der größten Luftverschmutzer überhaupt. Die Exkremente der Tiere verursachen größere Ozonschäden als alle Autos dieser Welt. Zum anderen ist es der Hunger in der Welt. Ja, auch daran ist die industrielle Tierhaltung mit schuld. Würden wir die pflanzlichen Erträge unserer Felder direkt für die Ernährung der Menschen einsetzen und nicht den krank machenden Umweg über das Tier gehen, dann könnte locker die doppelte Menschenzahl ernährt werden.

Aber das tierische Eiweiß ist doch so wertvoll, wird jetzt sicher so mancher Leser denken. Ist es das wirklich? Ein Blick in die Natur belehrt uns ziemlich schnell eines Besseren. Ausgangspunkt allen Lebens auf der Erde ist die Sonne. Ihre Strahlen ermöglichen das Wachstum von Pflanzen. Von ihnen ernähren sich alle anderen Lebewesen. Der direkteste Weg zur Aufnahme der Sonnenenergie führt also über die Pflanze. Woher beziehen Elefanten, Pferde, Kühe, Antilopen, Zebras usw. ihr Eiweiß? Die Pflanze ist und bleibt auch der beste Eiweißlieferant für den Menschen.

Wie ich schon bemerkte war ich früher an jedem Grill der erste und meist auch der letzte. Es schmeckt mir auch heute noch. Doch je mehr mir klar wurde, dass ich nicht nur mir, sondern auch der Natur schade, habe ich mir aus gesundheitlichen und ethischen Gründen den Fleisch- und Wurstkonsum fast vollständig untersagt. Interessant ist, dass der Appetit immer geringer wird, je länger ich das durchhalte.

Auch meine Lebensenergie hat gewaltig zugenommen. Früher musste ich mich nach einem reichhaltigen Mittagessen oft auf die Couch legen. Warum eigentlich? Das Essen hatte doch so viel Energie, dass ich doch eigentlich frisch und munter hätte sein müssen. Heute weiß ich, dass der Körper seine ganze Energie aufwenden musste, um der Säurelast Herr zu werden, die durch dieses Essen entstanden war. Dazu kam noch, dass durch die Zufuhr des tierischen körperfremden Eiweißes die körpereigene Abwehr in Gang gesetzt wurde. Es ist nachgewiesen, dass nach einer Fleischmahlzeit die Zahl der weißen Blutkörperchen steigt. Und um das Fass noch vollständig zum Überlaufen zu bringen, gelangen durch das Fleisch noch viele Viren und Bakterien in unseren Körper. So fiel ich also ins „Verdauungskoma". Heute kenne ich so etwas überhaupt nicht mehr. Nach einer Obst- bzw. Gemüsemahlzeit fühle ich mich wohl und voller Energie.

Aber Fisch ist doch gesund, höre ich immer wieder als Gegenargument. Nun, er ist sicher gesünder als Fleisch. Doch auch er wird säureüberschüssig verdaut. Dazu kommt noch, dass er wie ein Filter im

Laufe seines Lebens viele Schadstoffe in seinem Körper abgelagert hat. Viele Fischprodukte stammen heute aus Mastbetrieben. Damit unterscheiden sie sich also nur wenig von den anderen Tierprodukten. Darüber hinaus ersticken die meisten Fische. Sie werden also nicht geschlachtet, sondern sterben. Man kann es also drehen und wenden wie man will, auch eine fischreiche Ernährung fördert keine Gesundheit.

Warum nur Muttermilch gesund ist

Der Mensch ist das einzige Lebewesen, das nach der Entwöhnung noch Milch trinkt und das auch noch von einem anderen Tier. Mit großem Werbeaufwand wurde und wird daran gearbeitet, die Milch als gesundes Lebensmittel darzustellen.

Leider sieht die Realität auch hier gänzlich anders aus. Die Kuhmilch ist für das Kalb, nicht für den Menschen. Ihre Zusammensetzung unterscheidet sich in vielen wesentlichen Punkten von der Muttermilch. Komisch, kein Erwachsener käme auf die Idee noch Muttermilch zu trinken. Das wäre jedoch auf jeden Fall gesünder.

Kuhmilch ist reich an Milchzucker (Laktose). Diese kommt in der Muttermilch kaum vor. Deshalb haben viele Menschen große Probleme sie ohne Beschwerden zu verdauen. Um die Laktose verarbeiten zu können wird das Enzym „Lactase" benötigt. Unser Körper kann davon nur eine sehr geringe Menge produzieren. Alle Asiaten vertragen z. B. überhaupt keine Kuhmilch. Das ist sicher einer von mehreren Gründen, warum sie gesünder sind als die Europäer. Leider setzt man in der Zwischenzeit alles daran, dass sich das ändert. Die Jagd nach Profit führt immer dazu, dass auch den Asiaten die Milchprodukte immer schmackhafter gemacht werden.

Milch wird im Körper wie alle tierischen Nahrungsmittel säureüberschüssig verdaut. Das bedeutet, dass das so oft gepriesene Kalzium nicht einmal ausreicht, den entstandenen Säureüberschuss zu neutralisieren. Deshalb ist der Körper gezwungen, eigene Mineralstoffe zu opfern. Sehr häufig entnimmt er diese aus den Knochen. So kommt es, dass Milch keinerlei positiven Effekt bei Osteoporose hat, sondern diese sogar herbeiführen bzw. verschlimmern kann. Damit ist nun auch zu erklären, warum gerade in den Ländern, in denen viel Milch getrunken wird, die Osteoporoserate erschreckend hoch ist.

Milch wird sehr schnell sauer. Lässt man sie ungekühlt stehen, so breiten sich schon nach kurzer Zeit Milchsäurebakterien aus. Deshalb wird sie in der Natur immer direkt, quasi unter Luftverschluss aufgenommen. Dieser sehr schnelle Verderb würde die industrielle Vermarktung kaum ermöglichen. Nun hatte zum (Un)glück ein Mann namens Louis Pasteur entdeckt, dass durch kurzzeitiges Erhitzen fast alle Keime abgetötet werden. Und siehe da, schon war die Milch für die industrielle Revolution reif. Dass diese Keime zu ihrem größten Teil absolut wichtig für die Verdauung der Milch sein könnten, auf diese Idee wollte oder konnte man nicht kommen. Leider auch dann nicht, als man Kälber, die mit pasteurisierter Milch gefüttert wurden reihenweise verenden sah. Was für die Kälber schlecht ist, muss für den Menschen ja noch lange nicht schädlich sein, welch irre Logik.

So kam es, dass in Deutschland sogar ein Gesetz erlassen wurde, das verbietet unerhitzte Milch zu verarbeiten. Das bedeutet, dass alle deutschen Milchprodukte dieser Prozedur unterworfen werden. Nicht einmal der Käse bleibt davon verschont. Wer also von den Milchprodukten dennoch nicht lassen will oder kann, der sollte wenigstens auf Produkte zurückgreifen, die nicht erhitzt worden sind. Als Trinkmilch ist nur Rohmilch in relativ geringen Mengen zu tolerieren. Es gibt auch Käse z. B. aus Frankreich, der aus nicht pasteurisierter Milch hergestellt wurde.

Immer mehr Menschen kommen nun auf die Idee Milchersatzprodukte wie z. B. Sojamilch zu kaufen. Doch ich frage mich, wozu trinken Menschen nachdem sie dem Säuglingsalter entwachsen sind noch Milch? Das ist absolut überflüssig.

Wer nicht ganz auf Milchprodukte verzichten will, der sollte sich auf Sahne, Butter und Käse (natürlich Bio-Produkte) in geringen Mengen konzentrieren. Sahne und Butter haben einen hohen Energiegehalt und ihre Herstellung ist bei weitem mit nicht so vielen technologischen Schritten verbunden wie z. B. bei Trinkmilch. Diese wird nicht nur erhitzt, sondern ihr wird alles Fett entzogen, um es danach wieder genau dosiert wieder „hineinzuträufeln". Dazu kommt noch, dass sie mit hohem Druck an die „Wand" gespritzt wird, damit sie nicht mehr auf die Idee kommen kann, eine Haut zu bilden. Diese weiße kalkhaltige Brühe hat also nicht mehr viel mit ihrem Ausgangsprodukt zu tun. Sie wird nicht einmal mehr sauer, sondern fault im Tetrapack.

Warum das Fett nicht der alleinige Dickmacher ist

Viele Menschen werden immer dicker, ihre schönen Körper immer unansehnlicher, ihre Leistungsfähigkeit nimmt immer mehr ab. Woher kommt das?

In der Nahrung von heute sind zu viele Bestandteile, die Energie und zu wenige, die Lebenskraft liefern. In erster Linie wird das Fett für das Übergewicht verantwortlich gemacht. Deshalb werden heute viele Produkte fettreduziert angeboten. Doch hat das etwas am Übergewicht geändert? Mitnichten.

So langsam kommt man auf einen anderen Dreh. Nicht das Fett, sondern die vielen Kohlenhydrate seien daran schuld, dass wir immer dicker werden. Immer wieder wird der gleiche Fehler wiederholt. Es wird ein Nahrungsbestandteil herausgegriffen und ihm allein die Schuld in die Schuhe geschoben.

Dabei ist die Antwort ganz simpel: Wir essen das Falsche und davon zu viel!

Wir essen zu viel erhitzte Nahrung, obwohl das kein anderes Lebewesen auf diesem Planeten tut. Im Gegenteil, füttert man Tiere mit diesem Essen, dann bekommen sie die gleichen Probleme wie wir Menschen. Sie werden dick, ihre Knochen werden brüchig, die Gelenke versagen ihren Dienst und am Ende steht ein jämmerlicher Tod, wenn wir dem nicht mit der Giftspritze zuvorkommen. Wer Obst und Gemüse zum großen Teil im rohen Zustand isst, wird bald merken, dass es ihm wesentlich besser geht, dass die Pfunde purzeln, die Müdigkeit wie weggeblasen und die Leistungsfähigkeit so hoch wird, wie man es vorher nie für möglich gehalten hätte.

Es ist nicht das Fett an sich, dass die Menschen dick werden lässt, sondern das denaturierte hitzebehandelte Fett. Es sind nicht die Kohlenhydrate an sich, die die Fettschichten anschwellen lassen, sondern die Auszugsmehle und konzentrierten Zuckerprodukte. Es ist also egal, ob man zuviel Zucker oder zu viel Fett isst. Dick wird man von beidem, da der Körper jederzeit in der Lage ist, Kohlenhydrate in Fett und Fett in Kohlenhydrate umzuwandeln. Das beweist schon die Tatsache, dass man beim Sport Fett und Kohlenhydrate verbrennen kann.

Wer also den Spieß wirklich umdrehen will, der muss vor allem umdenken. Wir haben die wirkliche Menschennahrung zu einer Nebensache verkommen lassen. Unsere Hauptnahrung Obst essen wir höchstens nebenbei und als Kompott. Unseren Hauptlieferanten für Mineralstoffe und Eiweiß - Gemüse und Salat - nehmen wir höchstens als Beilage zu uns.

Ja, wir sind schon so weit von der Natur entfernt, dass wir glauben, das Eiweiß aus der tierischen Kost sei wertvoller als pflanzliches Eiweiß.

Es geht bei der Nahrungsaufnahme nicht nur um Fett, Kohlenhydrate und Eiweiß. Sie sind zwar wichtige Energie- und Bausteinlieferanten für den Körper, noch wichtiger aber sind die Lieferanten für die Lebenskraft. Allen voran sind hier die Enzyme zu nennen. Hat ein Mensch seinen Enzymvorrat verbraucht, dann stirbt er, egal wie viel Energie er aufnimmt. Und gerade diese Enzyme töten wir mit jedem Koch-, Brat-, Back-, Frittier- und Grillvorgang. Als Zweites sind die Vitamine zu nennen. Sie sind diejenigen, die Erreger abwehren und die Schäden reparieren, die durch den aggressiven Sauerstoff entstanden sind. Auch sie werden meist beim Erhitzen abgetötet. Und dann gibt es da ja noch die scheinbar nebensächlichen Ballaststoffe. Doch auch sie haben eine sehr wichtige Funktion. Sie sind die Reinigungskräfte im Darm. Sie säubern ihn und halten ihn vital und gesund. Man kann essen so viel man will, wenn der Darm nicht richtig arbeitet, kommt nichts oder nur wenig von den wertvollen Inhaltsstoffen des Nahrungsbreis in den Zellen an. Die Ballaststoffe verlieren durch die Behandlung im Kochtopf und in der Pfanne ihre Elastizität. Damit funktionieren sie wie schon erwähnt wie ein Besen mit weich gekochten Spaghetti.

Wer dauerhaft schlank und gesund werden will, wobei das Letztere sicher das Wichtigere ist, der muss also zweierlei tun:

Erstens sollte er die Zusammensetzung seiner Nahrung überdenken und den Anteil von Obst und Gemüse drastisch erhöhen.

Zweitens sollte er den Anteil an erhitzter Nahrung auf ein Minimum reduzieren.

Für viele wird das sicher ziemlich utopisch klingen. Doch das ändert nichts an der Wahrheit. Also probieren Sie es einfach aus. Ändern Sie Schritt für Schritt ihre Essgewohnheiten und Sie werden bald Fortschritte feststellen, die Sie motivieren, auf diesem Weg fortzufahren.

Dabei hilft sicher auch das kurzzeitige Andünsten von Gemüse. Es verliert dadurch nur wenig an Gehalt und ist deshalb sicherlich der beste Kompromiss.

Warum Margarine schädlich ist

Viele Jahre und einen astronomischen Werbeaufwand waren vonnöten, um die Margarineprodukte salonfähig zu machen. Heute ist es sogar schon soweit, dass ihnen gesundheitlich wertvolle Wirkungen angedichtet werden. Immer mehr Menschen fangen an zu glauben, Margarine sei gesünder als Butter. Die Deutschen sind natürlich wieder mal vorn dran. In keinem anderen Land wird pro Kopf so viel Margarine gegessen.

Leider ist jedoch das Gegenteil der Fall. Die immer wieder hervorgehobenen Pflanzenfette in der Margarine verlieren durch die Hitzebehandlung und den Vorgang des Härtens ihre gesundheitlichen Vorteile. Dadurch entstehen die gefürchteten gesättigten Fettsäuren. Noch schlimmer sind die sog. Trans-Fettsäuren in teilgehärteten Fetten. Sie reichern sich im Fettgewebe des Körpers an, werden in Zellmembranen eingebaut, stören den Stoffwechsel, fördern Zuckerkrankheit und verringern die Qualität der Muttermilch. Da können auch nachträglich hineingeträufelte Vitamine und andere Zusatzstoffe nichts dran ändern.

Aus Tier- und Zellversuchen gibt es zudem Hinweise auf Störungen des Immunsystems und der Fruchtbarkeit sowie auf Behinderungen des Wachstums von Hirn und Nervengewebe des Embryos. Beim Prozess der Teilhärtung entstehen zudem weitere potentielle Schadstoffe wie z. B. unnatürliche Verknüpfungen von verschiedenen Fettsäuren, deren biologische Wirkungen kaum erforscht sind.

Derlei unüberschaubare Risiken lassen sich leider auch nicht mit einem Blick auf das Etikett ausräumen: Begriffe wie „teilweise gehärtet" weisen zwar unmissverständlich auf Trans-Fettsäuren hin, Formulierungen wie „Pflanzenfett, gehärtet" sind jedoch ebenso schwammig und nichts sagend wie die Inhaltsangaben auf Packungen.

Der Herstellungsprozess von Margarine ist ein so kompliziertes chemisches Verfahren, dass am Ende garantiert nichts mehr Lebendiges in ihr ist. Stellt man Margarine in den Wald, dann wird sie von keinem

Tier angerührt. Einen eindrucksvolleren Beweis ihrer Schädlichkeit kann man wohl kaum finden.

Butter ist zwar ein tierisches Produkt. Ihr Herstellungsverfahren ist jedoch kurz und überschaubar. Außer Milchsäure und Beta-Carotin dürfen keine weiteren Zusätze verwendet werden. Leider gehen die medikamentösen, hormonellen und jodlastigen Behandlungen der Kühe mit in die Milch über. Echte Sauerrahmbutter findet man nur noch selten. Meist wird sie in einem „Eilverfahren" mit Milchsäure nachgesäuert.

Wenn Sie Brot essen, dann greifen Sie zur Bio-Butter. Sie ist zwar für die menschliche Ernährung auch nicht unbedingt ideal, jedoch auf jedem Fall das wesentlich kleinere Übel.

Warum die Kalorienzählerei in die Irre führt

Für jeden liegt klar auf der Hand, dass wir zu viel essen. Deshalb wurden die Energieeinheiten erfunden, die helfen sollen, die Essensmengen richtig einzuschätzen. Leider führt das in die falsche Richtung, weil es in letzter Instanz nicht nur um das Abnehmen geht, sondern darum, wieder einen schlanken, leistungsfähigen und natürlich gesunden Körper zu haben.

Wer sich nur um die Kalorien kümmert, kann sich z. B. von Tütensuppen ernähren und wird am Ende zwar abnehmen, aber nicht gesünder.

Es geht nicht um die Kalorien, sondern um die richtigen Lebensbausteine, die dem Körper zugeführt werden müssen, damit er reibungslos funktioniert.

Wer sich für die richtige Nahrung entscheidet, der muss sich nicht mit dem Taschenrechner an den Tisch setzen. Er kann sich satt essen und sein Körper wird trotzdem im Laufe der Zeit wieder ansehnlicher und sein Gewicht normaler.

Die einzig wahre Diät ist die Rohkosternährung. Sie schafft keinen Mangel, sondern Gesundheit und Leistungsfähigkeit. Daraus entspringen Lebensfreude und Wohlbefinden.

Leider hält man diese Ernährungsform aus mehreren Gründen nicht lange durch. Zum Ersten ist es trotz der Fülle des Angebots ziemlich schwierig, wirklich sonnengereiftes und gehaltvolles Obst und Gemüse zu bekommen. Zum Zweiten stehen Süchte und Gewohnheiten im Weg. Sie führten immer wieder dazu, dass auch ich wieder „schwach" wurde. Und zum Dritten gibt es ja auch noch die kalte Jahreszeit. Die kühlende Wirkung des Obstes ist an heißen Sommertagen eine wunderbare Sache, jedoch an kalten Winterabenden nicht mehr ausreichend. In dieser Zeit essen wir z. B. den fettesten Käse, den es gibt. Das ist auf jeden Fall natürlicher als die mit viel Aufwand künstlich fettreduzierten Produkte und es versorgt uns mit der Heizenergie, die wir benötigen. Hier auf Kalorien zu schauen ist einfach Quatsch. Wichtig es eben nur, dass auch in dieser Zeit die Zusammensetzung der Nahrung kontrolliert wird und Obst und Gemüse in möglichst rohem Zustand oder nur leicht gedünstet den Hauptanteil unserer Ernährung ausmachen. Dazu kommen vor allem in der kälteren Jahreszeit selbst gezogene Keime und Sprossen verschiedenster Art.

Warum wir die falschen Vitamine zu uns nehmen

Immer wieder hören und lesen wir von Vitaminmangel und – unterversorgung. Doch wer sich die industriell gefertigten Nahrungsmitteln etwas genauer anschaut, der wird erstaunt feststellen, dass in sehr vielen Produkten Vitamine zugesetzt worden sind. Besonders Vitamin C und Betacarotin werden in solch großen Mengen Bonbons, Säften, Joghurts und vielen anderen Lebensmitteln hinzugefügt, dass die Menschen auf keinen Fall mehr eine Erkältungskrankheit bekommen dürften, wenn es stimmt, dass Vitamin C diese verhindern kann.

Doch leider ist das nicht der Fall. Im Gegenteil, die Vitamine geraten so langsam in Verdacht, zu den Auslösern von Allergien und anderen Beschwerden zu gehören.

Es ist wie in vielen anderen Fällen auch: Wir finden einen Stoff, der scheinbar unsere Gesundheit fördert, isolieren ihn und stellen ihn dann sogar noch künstlich her und dann wundern wir uns, dass er nicht die Wirkung zeigt, die wir uns von ihm versprechen.

Immer wieder ertappen wir uns bei dem gleichen Fehler, die Natur verbessern zu wollen und immer wieder erleiden wir dabei zwingend eine Niederlage.

Vitamin C kann eben nur seine gesundheitsfördernde Wirkung entfalten, wenn auch die anderen 9.999 Mitspieler im richtigen und lebendigen Verhältnis mit von der Partie sind. Und damit ist klar, dass eine

Vitaminpille niemals einen Apfel ersetzen kann. Sie kann vielleicht helfen, Defizite auszugleichen, die durch eine Fehlernährung in der Vergangenheit entstanden sind, kann jedoch nicht in der Lage sein, eine dauerhafte Gesundheit und Leistungsfähigkeit zu gewährleisten.

Aus dieser Sicht betrachtet ist also immer vor allem das Obst die bessere Wahl als der Vitamin-C-Bonbon oder der erst durch Erhitzen abgetötete Saft, der danach wieder künstlich mit Vitamin-C angereichert wird und dessen Aussehen durch den Zusatz von Betacarotin wie bei vielen anderen Lebensmitteln verschönert wurde.

Warum es so schwer fällt, den Lebensstil zu ändern

Unser Körper ist ein „Energiesparmaschine". Nur so war es ihm möglich, die harten Anforderungen der bisherigen Menschheitsentwicklung zu meistern. Er kann sich auf unterschiedliche Nahrungsangebote einstellen und sicherte damit das Überleben auch in klimatischen Gebieten, die das ideale Nahrungsangebot nicht bereitstellen können. Dieser Überlebensmechanismus funktioniert auch heute noch, obwohl er zumindest in den entwickelten Ländern nicht mehr gebraucht wird.

Das erste Gebot unseres Körpers lautet: „Verbrauche so wenig Energie wie möglich!"

Seine Wirksamkeit nehmen wir als den viel zitierten „inneren Schweinehund" wahr. Wie oft schon hielt er uns ab, etwas Sportliches zu unternehmen. Wie viele gute Vorsätze wurden diesem Gebot schon geopfert.

Heute ist das, was sich in Millionen Jahren bewährt hat, sehr kontraproduktiv. Es geht soweit, dass der Körper Organe, die nicht benutzt werden, unterversorgt. Bei Raumfahrern werden die Knochen abgebaut und bei Menschen, die sich kaum bewegen, verkümmern die Muskeln. Was sich also für das Überleben der Menschheit als sehr gut darstellte, wird heute in Zeiten des Überflusses zu einer Gefahr. Bisher hatte der Mensch gar keine andere Wahl. Er musste sich bewegen, wollte er nicht verhungern. Heute können wir vor dem Fernsehschirm sitzen und uns vollstopfen ohne Ende. Wenn es uns nicht gelingt, den „inneren Schweinehund" zu überwinden, ist Siechtum die unausweichliche Folge.

Wir müssen die Bewegung, die früher aus der Not heraus erfolgte, bewusst in unser Leben integrieren, sonst degenerieren die Muskeln und die Knorpel unserer Gelenke verhungern. Wo das hinführt wird jedem täglich vor Augen geführt. Die meisten Menschen sind kaum noch belastbar. Jede längere Treppe bringt sie außer Atem. Viele könnten schon gar nicht mehr joggen, auch wenn sie das wollten. Sie schleppen sich mit Schmerzen in den Gelenken und Bandscheiben durchs Leben.

Bewegung ist für den Menschen keine Nebensächlichkeit für die Freizeit, sondern ein lebenserhaltendes Erfordernis. Dabei geht es nicht um Leistungssport, sondern um Bewegung im Ausdauerbereich. Sie bringt den Kreislauf in Schwung, versorgt die Zellen mit genügend Sauerstoff und hilft beim Abtransport der Abfallprodukte und Giftstoffe. Die Knorpel in den Gelenken werden durch die Saug- und Druckvorgänge der Bewegung ausreichend versorgt und können so ein Leben lang ihre Funktion ohne Probleme erfüllen. Das alles funktioniert natürlich nur, wenn genügend wertvolle Nährstoffe über die Ernährung zur Verfügung gestellt werden und der Säure-Basen-Haushalt stimmt.

Doch dieses Gebot hat auch noch eine zweite Seite. Die „Energiesparfunktion" wirkt sich auch auf unsere geistigen Prozesse aus. Wenn wir das wiederholen, was wir tagtäglich immer wieder tun, benötigt unser Gehirn ungleich weniger Energie als wenn wir neue Wege beschreiten. Unsere Gewohnheiten sind also nichts anderes als das Ergebnis des „Energiesparprogramms". Unser Körper sträubt sich dagegen, mehr Energie einzusetzen als unbedingt notwendig. Deshalb wird viel Willenskraft benötigt, um eine Gewohnheit zu ändern.

Doch es kommt noch schlimmer. Wie wir schon festgestellt haben ist unser Körper in der Lage, die Verdauung auf ein unterschiedliches Nahrungsangebot einzustellen. Nehmen wir z. B. viele Süßigkeiten zu uns, dann kurbelt er die Insulinproduktion an. Wenn die nun einmal läuft, dann fordert das „Energiesparprogramm", es dabei zu belassen. So kommt es, dass er immer etwas mehr Insulin produziert als gebraucht wird. Das kreist dann in unserem Körper und fordert den Zuckernachschub. Wir nehmen das als Appetit oder Heißhunger wahr. Zur geistigen Abhängigkeit durch die Gewohnheiten kommt jetzt also noch die körperliche – die Sucht. Der Mensch kann nach vielen Dingen und in unterschiedlichen Stufen süchtig werden.

Die angekurbelte Insulinproduktion erzeugt die Sucht nach Süßem. Die in Gang gesetzte Verdauung von tierischem Fett und Eiweiß erzeugt die Sucht nach Fleisch und Wurst. Die Produktion von Verdauungsenzymen für die Verarbeitung von gekochter Nahrung erzeugt die Sucht nach erhitzter Nahrung.

Nur nach einem können wir nicht süchtig werden: Nach unserer angestammten Nahrung, also Obst und Gemüse. Dafür muss der Körper keinen besonderen Aufwand betreiben. Diese Nahrung entspricht unserem genetischen Programm.

Zum Glück ist die Sucht nicht immer so stark wie bei Heroin oder bei Alkoholkranken. Doch sie macht den meisten Menschen schon sehr zu schaffen ohne dass sie sich dessen bewusst sind. Wie stark sie abhängig sind merken sie immer dann, wenn sie auf das Nahrungsmittel eine Weile verzichten müssen. So bekommen sie richtige Entzugserscheinungen, allen voran schlechte Laune. Wenn es keinen Kaffee gibt, reagiert der Körper mit Müdigkeit, Leistungsschwäche und Kopfschmerzen. Wer länger kein tierisches Fett erhielt reagiert mit Fressattacken. Wie anders ist es zu erklären, dass Menschen, die wissen, dass sie total übergewichtig sind, trotzdem Chips in Massen in sich hineinstopfen. Das ist eindeutiges Suchtverhalten und nichts anderes.

Das Schlimme dabei ist, dass es nur noch ganz wenige gibt, die nicht nach irgendeiner Nahrung süchtig sind. Und noch schlimmer ist, dass ein Süchtiger seine Sucht selbst nicht erkennt und ignoriert. Wie ein Alkoholkranker sagt er: „Ich hab das im Griff. Wenn ich wollte, dann könnte ich darauf verzichten." Wenn das so wäre, dann müsste es doch ein leichtes sein, sich einen Monat testweise nur von rohem Obst und Gemüse zu ernähren, um herauszufinden wie der Körper reagiert und welche Veränderungen stattfinden, ob man gesünder oder kranker wird. Aber das schaffen nur die wenigsten. Wer es versucht, wird feststellen wie groß die Entzugserscheinungen sind. Leider werden sie fast immer falsch interpretiert. Schon nach kurzer Zeit behaupten die meisten, dass ihnen das Obst und Gemüse nicht bekommt usw. Würden sie durchhalten, dann könnten sie feststellen, dass diese Erscheinungen schon bald verschwinden wie auch der Heißhunger. Sie würden merken wie die Leistungsfähigkeit zunimmt, der Körper sich von Giften befreit, Wehwehchen verschwinden usw.

Das zweite Gebot unseres Körpers lautet: „Nutze deine Nahrung effektiv!"

Da die Menschen in ihrer langen Geschichte fast nie im Überfluss lebten, war ihr Körper gezwungen aus dem geringen Nahrungsangebot das Maximale herauszuholen. Sobald er etwas mehr als benötigt bekam legte er sofort Reserven in Form von Fettdepots an. Eine Obergrenze musste er dafür nie einrichten. Das wird vielen Menschen heute zum Verhängnis. Ihre wunderbare Veranlagung zum Anlegen von Fettreserven wird für sie zu einer Geisel. Hat sich der Körper erst einmal darauf eingestellt, jedes überflüssige Fetttröpfchen einzulagern, dann nutzt er jeden auch nur winzigen Überfluss dazu.

Dazu kommt noch das Dilemma, dass der Körper heute gezwungen ist, viel mehr Nahrung zu fordern, um an die lebensnotwendigen Stoffe heranzukommen. Die Nahrung der meisten Menschen von heute enthält zu viel Energie und zu wenig Vitalstoffe wie wir schon herausgearbeitet haben. Um an eine ausreichende Menge dieser Vitalstoffe heranzukommen, ist er leider gezwungen zu viel Energie aufzunehmen.

So kommt es, dass die Menschen immer dicker werden und kein noch so gut gemeintes Regierungsprogramm daran etwas ändern kann. Solange das Problem nicht an der Wurzel angepackt wird, ist das alles nur Kosmetik ohne wirkliche Veränderung.

Natürlich wäre das Hungern eine Möglichkeit, um die Fettreserven abzubauen. Doch leider hat das einen ganz entscheidenden Haken wie das Diäten anschaulich vorführen. Nach der Beendigung der Hungerkur hat der Körper das Bestreben möglichst schnell wieder die verlorenen Reserven aufzubauen und da er aus der Hungerperiode seine Erfahrungen gezogen hat, legt er vorsichtshalber gleich noch ein paar Kilo obendrauf. Der Jo-Jo-Effekt, der in der Steinzeit vielleicht Leben rettete ist heute völlig kontraproduktiv.

Der Weg zu einer wirklichen Lösung führt nur über die dauerhafte Verringerung der Essensmengen und die Erhöhung des Anteils von rohem Obst und Gemüse in der Nahrung. Jeder, der es ernsthaft ausprobiert, wird merken wie die Pfunde schmelzen und sich gleichzeitig die Gesundheit verbessert.

Das alles muss natürlich mit einem moderaten Bewegungsprogramm verbunden werden. Wir haben nur ein Organ, dass Fett wieder verbrennt und das sind Muskeln. Werden diese nicht beansprucht, verkümmern sie und wir bekommen unser Fett nicht weg.

Die größten Gesundheitsirrtümer

Warum Krankheit meist kein Schicksal ist

Wenn kein anderer Grund für eine Krankheit mehr zu finden ist, dann wird das Schicksal bemüht. Wie wir jedoch in den vorangegangenen Kapiteln schon herausgearbeitet haben, sind die meisten Krankheiten und Beschwerden hausgemacht, so schwer es fällt, das einzusehen. Ausnehmen kann man davon lediglich eindeutige Erbkrankheiten. Und auch die meisten von ihnen sind das Ergebnis der falschen Lebensweise der vorangegangenen Generationen.

Schauen wir uns ein paar häufige Krankheiten genauer an, um das etwas näher zu beleuchten:

Nehmen wir z. B. die Arthrose. Unzählige Menschen leiden an diesen Gelenkschmerzen. Doch wie sind sie entstanden? Der Säureüberschuss aus der falschen Nahrungszusammensetzung muss möglichst schnell neutralisiert werden. Das führt zu einem Salzrückstau, denn das Ergebnis der Neutralisierung von Säuren sind immer Salze. Der Körper lagert die Salzkristalle, die er nicht ausscheiden kann, zuerst möglichst weit von den lebenswichtigen Organen ab. An erster Stelle wird das Bindegewebe belastet. So entsteht Cellulite und Orangenhaut. Danach sind auch die Gelenkknorpel mit an der Reihe. Die scharfkantigen Salzkristalle besonders der Harnsäure, die aus dem Fleischverzehr entsteht, wirken wie Sandpapier. So wird der Knorpel schneller abgenutzt, als er sich regenerieren kann. Dazu kommt noch die Überbelastung der Gelenke durch zu hohes Körpergewicht. Da dauert es nicht mehr lange und die Knochen treffen direkt aufeinander. Doch auch das ist oft wieder heilbar. Durch basisch reagierende und mineralstoffüberschüssige Ernährung und wohldosierte Bewegung kann die Knorpelschicht wieder aufgebaut werden. Die Bewegung ist deshalb so wichtig, weil die Knorpelschichten nicht durchblutet werden. Sie ernähren sich durch Saug- und Druckvorgänge, die durch die Bewegung erzeugt werden. Wird ein Gelenk nicht bewegt, dann verhungert die Knorpelschicht regelrecht. Auch die Gicht hat die gleiche Ursache. Meist sind dabei die erhöhten Harnsäurewerte im Blut sogar direkt feststellbar. Neben dem Fleisch ist das Bier eine Hauptursache. Beide führen dem Körper ein Übermaß an Purinen zu, die ebenfalls zu Harnsäure abgebaut werden müssen.

Diabetes und Bluthochdruck beleuchten wir in eigenen Kapiteln.

Man kann es drehen und wenden, am Ende kommen wir immer wieder am gleichen Punkt heraus und der besagt: Jeder Mensch ist zu einem sehr großen Teil für seine Gesundheit selbst verantwortlich. Durch seinen Lebensstil schafft er die Voraussetzungen dafür, ob er anfällig ist für Krankheiten oder nicht.

Natürlich gibt es dabei auch eine psychologische Komponente. Diejenigen, die bewusst oder unbewusst die Krankenversicherung für sich als Sicherheit setzen, werden schneller krank als diejenigen, die ihre eigene Verantwortung erkannt haben. Aus diesem Blickwinkel betrachtet ist also eine Versicherung kontraproduktiv. Sie verleitet zu Unachtsamkeit, weil man doch abgesichert ist. Also ist es besser, den Gedanken aus dem Kopf zu verbannen, dass man seine Gesundheit erhalten kann, weil man krankenversichert ist. Die beste Gesundheitsreform wäre es, den Menschen, die eine gewisse Zeit keinen Arzt in Anspruch genommen haben, einen Teil der Beiträge zurückzuerstatten und den Hausarzt dafür zu honorieren, dass seine Patienten möglichst lange ohne ihn auskommen. Damit würde der Anreiz erhöht noch mehr für die eigene Gesundheit zu tun und die Ärzteschaft würde sich noch stärker bemühen, ihren Patienten die überaus große Bedeutung eines gesunden Lebensstils zu verdeutlichen. Auf dieser Grundlage könnte eine völlig neue Partnerschaft zwischen der Schulmedizin und den vielen anderen Anbietern im Gesundheitsbereich entstehen. Damit erhielte der Hausarzt eine völlig neue Bedeutung. Er würde zum Mittelpunkt der Gesundheitsberatung.

Warum nicht Pilze, Bakterien und Viren schuld sind

Ohne diese kleinen Helfer wäre Leben undenkbar. Auch der Mensch kann ohne sie nicht existieren. Seit Jahrmillionen leisten sie dem Leben unschätzbare Dienste. Doch nun sind es auf einmal schlimme Übeltäter, die es an allen Fronten zu bekämpfen gilt. Wir nehmen Antibiotika, desinfizieren und reinigen mit der chemischen Keule, weil diese kleinen Lebewesen uns angeblich krank machen und vernichten wollen. Doch ist das wirklich die Wahrheit? Welche Rolle nehmen Pilze, Bakterien und Viren in der Natur ein?

Beim genaueren Hinschauen wird sehr schnell klar wie wichtig sie sind. Ohne sie käme der Kreislauf der Natur ins Stocken. Sie verarbeiten, was nicht mehr lebenswert ist und schaffen damit die Grundlage für neues Leben.

Auch im Körper des Menschen sind sie allgegenwärtig. Im Normalfall führen sie ein sehr unauffälliges Leben. Doch gerät unser Körper aus dem Gleichgewicht, dann können sie relativ schnell die Oberhand gewinnen.

Pilze und Bakterien brauchen einen Nährboden, auf dem sie gedeihen können. Ein gesunder Körper bietet ihnen immer nur so viel, dass sie in der Menge existieren können, die z. B. für die normalen Verdauungsfunktionen erforderlich snd. Wird dieser Nährboden zu groß, dann vermehren sie sich über Gebühr und der Körper gerät in ein Ungleichgewicht. Bei Strafe seines Untergangs muss er dieser Entwicklung gegensteuern und reagieren. Dafür braucht er meist sehr viel Energie. Die fehlt natürlich an anderer Stelle. Die körperlichen Reaktionen nehmen wir als Krankheit war. Wir fühlen uns schlapp, haben Schmerzen, Fieber und viele andere Symptome.

Aus dieser Sicht betrachtet ist also eine Krankheit der Heilungsversuch der Körpers. Wer das richtig versteht, wird in dieser Zeit versuchen, seinen Energieverbrauch drastisch zu reduzieren, damit möglichst viel davon für die Heilung übrig bleibt. Dazu gehört die nötige Ruhe und eine relativ geringe Nahrungsaufnahme, denn die Verdauung benötigt auch viel Energie.

Krankheit ist ein Alarmsignal. Sie zeigt an, dass der Körper in eine Notsituation geraten ist. Unsere Aufgabe ist es also, die Ursachen dafür zu suchen und zu beseitigen. Doch was machen wir? Mit allen uns zur Verfügung stehenden Mitteln bekämpfen wir die Symptome, nicht die Ursachen. Wir töten z. B. die überschüssigen Bakterien mit Antibiotika, ändern jedoch nicht die wirklichen Ursachen, warum wir krank geworden sind. Deshalb dauert es oft nicht lange und die gleichen Beschwerden treten immer wieder auf und verschlimmern sich. So geraten wir in den Kreislauf Gesundheit – Krankheit – Beseitigung der Symptome – scheinbare Gesundung – erneute Erkrankung. Wer daraus nicht ausbricht, für den werden Krankheiten bald eine chronische Begleiterscheinung, das Leiden zu einem ständigen Wegbegleiter. So kommt es, dass am Ende des Lebens immer mehr Menschen in einen Zustand geraten, dass sie nicht mehr in der Lage sind, sich selbst zu versorgen. Oft über eine lange Leidenszeit müssen sie von anderen versorgt und gepflegt werden wie in den ersten Jahren ihres Lebens. Für viele ist das schon zu einer völligen Normalität unseres gegenwärtigen Lebens geworden. Doch das ist nicht normal und kann es auch nicht sein. So ist das Leben nach den Naturgesetzen nicht gestrickt.

Ein Mensch, der immer im Einklang mit den Naturgesetzen lebt, wird nicht krank. Er braucht weder Medikamente noch Impfungen. Wie anders ist es sonst zu erklären, dass während einer Grippewelle nicht alle Menschen erkranken. Leider hat sich unsere gegenwärtige Lebensweise schon sehr weit von den Naturgesetzen entfernt und wir glauben mit unseren gut geschulten Medizinern und den forschenden Pharmaunternehmen das ungestraft tun zu dürfen.

Doch die Natur lässt sich nicht überlisten. Ihre Gesetze sind eisern. Sie braucht keine Polizei und keine Richter. Ihre Gesetze sind klar berechenbar. Und es ist wie in der menschlichen Gesellschaft. Auch wenn Sie nicht wussten, dass Sie im Parkverbot standen, werden Sie bestraft. Genauso verhält es sich mit den Naturgesetzen. Wer sie nicht einhält wird früher oder später unausweichlich die Quittung dafür erhalten. Und diese wurde den Menschen schon einmal ausgestellt, so dass sie fast ausstarben. Im Mittelalter hatten sie sich so weit von der Natur entfernt, dass ihnen Frauen, die von den Früchten der Natur lebten, nicht krank und sehr alt wurden, nicht geheuer vorkamen. Das mussten Hexen sein. Und so ging dieses überaus wertvolle Wissen buchstäblich in Rauch auf. Die Quittung ließ nicht lange auf sich warten und trug die Aufschrift „Pest".

Noch heute wirken die schlimmen Erfahrungen jener Zeit nach. Dass z. B. die Abfallentsorgung und Trinkwasserversorgung zu den Pflichtaufgaben der Gemeinden gehören, verdanken wir jener Zeit. Doch leider haben wir nicht konsequent genug daraus gelernt. Wie anders ist es sonst zu erklären, dass wir BSE, die Vogelgrippe und andere Tierseuchen nicht zum Anlass nehmen ernsthaft darüber nachzudenken, was WIR falsch machen. Ja, wir versündigen uns an der Schöpfung mit unserer industriellen Tierhaltung und wenn wir nicht bald aufwachen, laufen wir Gefahr auch dafür eine ziemlich schlimme Quittung zu erhalten. Sehr weit scheinen wir dem Mittelalter noch nicht entronnen zu sein.

Die Natur muss und kann nicht verbessert werden. Die unendliche Weisheit, die in ihr steckt, hat sich in einem Prozess entwickelt, der Jahrmillionen in Anspruch nahm. Wir Menschen haben nur die Möglichkeit, die Naturgesetze zu entdecken, sie zu befolgen und für uns auszunutzen. Solange die Menschen die Gesetze der Gravitation nicht kannten, konnten sie keine Flugzeuge bauen, obwohl die Gesetze auch zu dieser Zeit schon existierten. Genauso verhält es sich mit jeder anderen Erfindung. Die Möglichkeiten waren schon immer vorhanden, doch wir Menschen waren nicht in der Lage, sie zu erkennen und zu nutzen. Warum soll das mit der Gesundheit, Krankheit und dem Altern anders sein?

Und dabei ist das alles gar nicht so schwer. Seitdem ich ernsthaft versuche, mich wirklich gesund zu ernähren, ist die Zahl der Krankheitstage immer weiter zurück gegangen. Wenn ich daran denke, dass ich früher mindestens zweimal jährlich grässlichen Schnupfen, oft mit Nasennebenhöhlenvereiterung, mindestens einmal jährlich einen grippalen Infekt und häufig Bauch- und Kopfschmerzen hatte, dann genieße ich meinen heutigen stabilen Gesundheitszustand doppelt und mache mir immer wieder bewusst, wie herrlich es ist, sich gut zu fühlen und leistungsfähig zu sein. Aus diesem Bewusstsein erwächst eine starke Motivation, den krankmachenden Verführungen und falschen Genüssen unserer Zeit immer besser zu widerstehen. Natürlich gelingt mir das nicht immer. Entscheidend ist meiner Meinung nach die Grundtendenz, sich für einen gesünderen Lebensstil zu entscheiden. Alles andere entwickelt sich daraus.

Warum Viren nicht die Verursacher von Schnupfen sind

Komisch ist das schon: Von allen möglichen Erkrankungen wurden die Viren und Bakterien als sogenannte Auslöser der Krankheiten genau benannt und isoliert, nur beim Schnupfen und bei den Erkältungskrankheiten scheint das nicht so recht zu klappen. Dort heißt es dann meist grippaler Infekt oder einfach erkältet.

Die Bakterien oder Viren sind nicht die wirklichen Auslöser. Sie bringen nur das „Fass" zum Überlaufen. Wie anders ist es sonst zu erklären, dass z. B. in Schulklasse die einen Schnupfen bekommen und die anderen nicht. Die Tröpfcheninfektion, von der so viel gesprochen wird, hat dort doch auf jeden Fall alle erreicht. Ich habe durch meine Lehrtätigkeit auch sehr viel Kontakt mit Menschen, die erkältet sind. Trotzdem bekomme ich heute keine Erkältung mehr. Ich kann mir sogar bis zu einem gewissen Grad kalte Füße leisten, ohne dass etwas passiert.
Eine Antwort auf diese Fragen findet man erst, wenn in der Ursachenforschung einen Schritt weiter gegangen wird. Und da landen wir wieder bei der Ernährung.

Wenn wir Brot essen entsteht in unserem Körper Schleim. Auch alle Milchprodukte verschleimen unseren Körper. Dadurch werden die Körpersäfte zähflüssiger. Ihre Zirkulation wird beeinträchtigt.

In der warmen Jahreszeit haben wir damit meist keine Probleme. Unsere Gefäße sind geweitet. Durch das Schwitzen können wir viel ausscheiden. Wenn es kälter wird, zieht der Körper die Gefäße unmerklich zusammen, um Energie zu sparen. Dadurch verringert sich das Fassungsvermögen und der Körper kommt in eine Notsituation. Er muss wohl oder übel eine Möglichkeit suchen, den Schleim und die anderen Giftstoffe loszuwerden. Das versucht er z. B. mit Fieber. Durch die Erhöhung der Körpertemperatur können Giftstoffe „verbrannt" und durch das nachfolgende Schwitzen vermehrt ausgeschieden werden. Die Schleimhäute bieten ebenfalls eine gute Möglichkeit für die direkte Ausscheidung. Das kann jeder auf seiner Zunge eindrucksvoll nachvollziehen. Die Schleimhäute der Nase haben die Funktion die Atemluft anzufeuchten. Sie sind also der ideale Ort, um überflüssigen Schleim loszuwerden. Wer sich überwiegend von rohem Obst und Gemüse ernährt bekommt keinen Schnupfen.

Ein Blick in die Entwicklungsländer erhärtet diese Theorie eindrucksvoll. Die Kinder Afrikas lernen den Schnupfen erst dann kennen, wenn sie die Milch aus unseren Hilfslieferungen trinken.

Auch die Bauern wussten um den Zusammenhang von Brot und Schnupfen. So nannten sie den Schnupfen auch oft „Brotschnupfen", weil sie um die Verbindung von Brot und Verschleimung wussten.

Das alles zeigt eindrucksvoll, dass die Erregertheorie wie sie heute vertreten wird beim genaueren Hinschauen nicht haltbar ist.

Warum die Vererbung oft überbetont wird

Immer wieder begehen die Menschen den gleichen Fehler. Sie suchen die Schuld in den äußeren Umständen. Neben Bakterien, Viren und Pilzen muss oft das Wetter, die Sonne, die Ansteckung und wenn da nichts zu finden ist eben die Vererbung als Grund herhalten, warum wir krank werden.

Es ist unbestritten, dass wir von unseren Vorfahren nicht nur Gutes geerbt haben. Die Fehlentwicklung dauert nun schon ein paar tausend Jahre. Da hat sich schon einiges in den Genen festgesetzt, das uns zu schaffen machen kann. Jeder Mensch hat seine Schwachpunkte und wie eine Kette an ihrer schwächsten Stelle reißt, wenn sie zu stark beansprucht wird, so ereilen uns an dieser Stelle zuallererst die Beschwerden. Doch eine Kette muss nicht reißen, wenn sie nur moderat belastet wird. Genauso ist es mit unserem ererbten Schwachpunkt.

Wer ihn kennt, kann in vielen Fällen durch einen gesundheitsbewuss-ten Lebensstil dafür Sorge tragen, dass sich dieser Schwachpunkt nicht oder nur sehr spät bemerkbar macht. Ausgenommen davon sind natürlich genetische Defekte, die schon von Geburt an zu Tage tre-ten.

Warum Bluthochdruck heilbar ist

Mein Vater starb mit 55 Jahren an den Folgen eines Schlaganfalls. Fast alle seine Brüder erlitten ebenfalls solche schlimmen Schicksals-schläge. Schlaganfälle und Herzinfarkte sind keine Krankheiten. Wenn Adern platzen bzw. verstopfen, dann ist das eine Katastrophe. Aber auch hier gilt, dass sie nicht aus heiterem Himmel entstehen. Ein wirklich gesund lebender Mensch wird nicht krank und stirbt nicht an solchen körperlichen Katastrophen, sondern an Altersschwäche. Ich glaube diese Diagnose gibt es heute nicht einmal mehr auf der Ärzte-liste.

Schätzungen zufolge bereitet man den Schlaganfall bzw. den Herzin-farkt durch einen 20jährigen fehlerhaften Lebensstil vor. Damit stellt sich z. B. die Volkskrankheit Bluthochdruck in einem völlig anderen Licht dar. Eigentlich ist sie ein nicht zu übersehendes deutliches Sig-nal der Natur, dass mit unserem Lebensstil etwas nicht in Ordnung ist. Doch was machen wir? Wir verordnen Tabletten, die den Blut-druck senken. Damit werden Milliarden verdient und wir haben ein ruhiges Gewissen. Dass trotzdem am Ende des Lebens für viele ein oft langer Leidensweg steht, der vielleicht zum Teil sogar von den Giften der Tabletten mit verursacht wird, übersehen wir. Wieder sind es nur die Symptome, nicht die Ursachen, die wir bekämpfen.

Dabei ist z. B. Bluthochdruck für jeden Laien leicht erklärbar. Durch die falsche Lebensweise, vor allem Ernährung entstehen aus den vie-len Giften, Säuren und anderen schädlichen Stoffen Ablagerungen. Die Säuren müssen neutralisiert werden. Die dafür benötigten Mine-ralstoffe werden leider nicht ausreichend durch die Nahrung mitgelie-fert. So muss der Körper z. B. aus den Wänden der Blutgefäße Kal-zium entnehmen. Dafür baut er Cholesterin ein. Das führt jedoch da-zu, dass die Adern ihre Elastizität und Glätte verlieren. So werden sie brüchig und können leicht platzen. Ablagerungen können leichter an den Gefäßwänden haften und davon gibt es bei der heutigen Lebens-weise wahrlich mehr als genug. Dazu gehören vor allem tierische und andere denaturierten Fette, die sich an den Innenwänden festsetzen und damit die Adern immer weiter verengen. Vor allem in den kleinen Kapillargefäßen hat der Körper zunehmend Probleme, das Blut hindurch zu bekommen. Dazu kommt noch, dass die roten Blutkörperchen durch den hohen Säureüberschuss an Elastizität einbüßen. Was bleibt dem Körper in dieser Situation anders übrig als den Druck zu erhöhen. Dazu kommt noch, dass unser oft viel zu hektischer Alltag den Blutdruck auch noch in die Höhe treibt. Der Adrenalin-Ausstoß ist bei vielen Menschen viel zu hoch und zu lang andauernd.

Damit ist auch schon gesagt, dass der hohe Blutdruck nicht von heute auf morgen normalisiert werden kann. Die medikamentöse Herabsetzung hat oft ziemlich problematische Durchblutungsstörungen zur Folge. Der so genannte weiße Schlaganfall hat überdurchschnittlich zugenommen.

Als ich das alles begriffen hatte, ging ich daran, den Spieß umzudrehen. Ich ernährte mich mineralstoff- und basenüberschüssig, fing an Ausdauersport zu betreiben und siehe da: Der Blutdruck sank. Am Anfang hatte ich aber ständig sehr kalte Hände, ein Zeichen, dass zu wenig Blut in den Fingerzellen ankam. Erst nach ca. einem Jahr verspürte ich dabei eine Besserung. Das alles ging also sehr langsam vonstatten und am Ziel bin ich wahrscheinlich immer noch nicht. Tabletten nehme ich aber keine mehr, da ich weiß, dass nur der Körper heilen kann und seine Regulation einen Sinn hat. Wenn diese aus den Fugen gerät, dann liegt das immer an unserem Lebensstil und der hat seine Basis im fehlerhaften Denken.

Warum Medikamente nicht wirklich helfen

Wenn die Menschen sich krank fühlen, dann gehen sie zum Arzt und glauben damit ihrer Verantwortung genüge getan zu haben. Sie delegieren diese an die Mediziner und behalten so ein ruhiges Gewissen. Die Medizin tut leider das Ihrige noch dazu, dass sich da nichts ändert. Sie verdient ja leider am Kranken, nicht am Gesunden. Schon ein Blick auf die Zusammensetzung einer normalen Krankenhauskost beweist, dass die Schulmedizin den hohen Stellenwert der gesunden Ernährung absolut ignoriert. Die große gesundheitliche Wirkung von rohem sonnengereiftem Obst scheint ihnen genauso gleichgültig zu sein wie die Bedeutung einer hohen Mineralstoffaufnahme durch die tägliche große Portion von möglichst rohem Gemüse. Gar nicht zu reden von der ungesunden Wirkung von Gekochtem, Gebratenem oder sonstigem lange erhitztem Essen. Sie vertraut auf die Wirkung der Medikamente und vergisst dabei, dass nicht die Medikamente heilen können, sondern nur der Körper. Das alles ist eigentlich schon ein Skandal ersten Ranges. Mediziner hören in ihrer Ausbildung meist kaum ein Wort über die fundamentale Bedeutung einer gesunden Ernährung und ihrer Zusammensetzung.

Medikamente unterdrücken die Symptome, beseitigen jedoch nicht die Ursachen der Krankheit. Uns geht es durch ihre Einnahme zwar besser, doch nur für eine bestimmte Zeit. Werden die Ursachen nicht beseitigt, kommen die Beschwerden immer wieder.

Wenn wir krank werden, dann ist das ein Zeichen, dass der Körper in eine Notsituation geraten ist. Sein Gleichgewicht wurde so empfindlich gestört, dass er zu Notmaßnahmen greifen muss. Diese bestehen in erster Linie darin, dass er alle verfügbare Energie für die Bekämpfung der Krankheit einsetzt. Medikamente können ihn dabei unterstützen, indem sie z. B. die Erreger abtöten. Doch darf dabei nicht vergessen werden, dass sie selbst zum Teil Gifte sind, die den Körper belasten, mit denen er fertig werden muss. Die so genannten Nebenwirkungen sind dabei nur die sichtbare Spitze des Eisbergs. Nehmen wir z. B. die Antibiotika. Wie der Name schon sagt bekämpfen sie Leben, d. h. sie töten nicht nur die angeblichen Krankheitserreger, sondern auch viele lebensnotwendige und wertvolle kleine Helferlein. Damit wird z. B. die Darmflora häufig sehr geschädigt und der Körper muss neben der Schadensreparatur, die die Erreger verursacht haben, auch noch die Schäden, die durch die Medikamente verursacht wurden, beseitigen.

Deshalb ist es grundsätzlich besser, so lange wie möglich natürliche Heilmethoden und –mittel einzusetzen. Der Körper sollte in seinem Heilungsversuch, den wir als Krankheit wahrnehmen, unterstützt werden, indem z. B. der Energieverbrauch drastisch gesenkt wird.

Wer das Wesen der Krankheit richtig verstanden hat, wird dem Körper Zeit für die Heilung einräumen und ihn dabei nach besten Kräften unterstützen. Gleichzeitig wird er aber auch darüber nachsinnen, was den Körper in diese Notsituation gebracht hat und Schlussfolgerungen für sein weiteres Leben ziehen.

Warum Hormone nicht an Wechseljahresbeschwerden schuld sind

Wenn Frauen in die so genannten Wechseljahre kommen, geht es vielen von ihnen ziemlich schlecht. Der Grund dafür war schnell gefunden. Die hormonelle Umstellung des Körpers sei daran schuld. Leider ist auch das wieder zu kurzsichtig, obwohl die richtige Antwort auf dieses Phänomen schon die Heilerin Hildegard von Bingen genannt hat: Die Frau hat im Gegensatz zum Mann einmal im Monat die Möglichkeit ihre „schlechten Säfte" zu entsorgen.

Der Mann ist Zeit seines Lebens gezwungen, alles sofort zu verstoffwechseln. Die Folgen sind unübersehbar. Durch die falsche Ernährung und Lebensweise muss er frühzeitig seine körpereigenen Mineralstoffdepots für die Säureneutralisation opfern. Bei vielen Männern ist es der Haarboden, dessen Mineralstoffspeicher zuerst geleert werden. Die Folge ist vorzeitiger Haarausfall. Andere behalten ihr volles Haar, bekommen jedoch Krampfadern als Folge der Mineralstoffentnahme aus den Gefäßwandungen.

Die Frau kann diese Verluste hinauszögern, da der Körper einmal im Monat die Säuren und Gifte in konzentrierter Form ausscheiden kann. Auf diesen Rhythmus hat sich der Körper eingestellt und er ist dadurch natürlich nicht so trainiert wie der des Mannes, anfallende Gifte sofort zu verarbeiten.

Damit ist auch die immer früher einsetzende Menstruation bei jungen Mädchen zu erklären. Der Körper weiß sich einfach nicht mehr anders zu helfen, als die „Schleusen" für die Müllabfuhr früher als normal zu öffnen. Das alles wirft kein gutes Licht auf unsere gegenwärtige Lebensweise.

Doch kommen wir zurück zu den Wechseljahren. In dieser Zeit lässt die Hormonproduktion nach und die Regelblutung bleibt immer öfter aus. Dadurch gerät der Körper der Frau in eine für ihn ungewohnte Notsituation. Die sonst übliche „Müllabfuhr" funktioniert auf einmal nicht mehr richtig. Die Folge ist logischerweise ein Rückstau von Säuren und anderen Giften. Viele Frauen, bei denen die Menstruation noch funktioniert, kennen dieses Phänomen schon. Es hat sogar schon einen Namen erhalten: Das prämenstruelle Syndrom. Dahinter steckt ein einfacher Mechanismus. Der Körper weiß, dass er bald die Gifte wieder ausscheiden kann. Deshalb lässt er eine höhere Konzentration in den Körpersäften zu. Die Folge ist, dass sich die Frau kurz vor der einsetzenden Menstruation ziemlich unwohl fühlt. Dadurch wird sie gereizt und hat oft schlechte Laune. Das alles verschwindet wie durch ein Wunder nach ihren Tagen. Das Gift ist raus und schon geht's ihr wieder besser. In den Wechseljahren bleibt aber das Gift da. Ach herrje, wohin jetzt mit dem Zeug? Es kommt ja täglich Neues dazu. Und so greift der Körper zu Maßnahmen, die er vielleicht zuletzt in seiner Kindheit ergriffen hat. Er erhöht für kurze Zeit die Körpertemperatur, um auf diese Weise Schlacken und Gifte unschädlich zu machen bzw. mit dem Schweiß auszuscheiden. Diese Art künstlichen Fiebers kennen viele Mütter bei ihren Kleinkindern. Sie bekommen schnell mal für eine kurze Zeit wie aus heiterem Himmel Fieber, das so schnell wie es kam auch wieder verschwindet. Der vitale Körper des Kleinkindes versucht damit der Gift- und Säureflut Herr zu werden, die durch die heutige Fehlernährung entsteht. Da diese jedoch nicht abebbt gibt er irgendwann auf und damit beginnt das Dilemma der Mineralstoffentnahme und Schlackenablagerung. Das Gleiche passiert auch mit der älter werdenden Frau. Am Anfang versucht der Körper durch die so genannten Hitzewellen die Gifte zu verarbeiten. Doch da er dem nicht abebbenden Nachschub auf längere Zeit nichts entgegensetzen kann, gibt er irgendwann auf und stellt auf Ablagerung und Mineralstoffentnahme zur Säureneutralisation um. Das ist der Grund, warum die Frauen nach den Wechseljahren Haare verlieren und ihre Knochen immer brüchiger werden.

Eine Frau, die sehr gesund lebt, hat nur eine sehr geringe und kurze Regelblutung und keinerlei Beschwerden in den Wechseljahren.

Als man meiner Frau sagte, dass sie doch keine Kinder mehr haben wollte und sie damit sich mit ruhigem Gewissen von ihrer Gebärmutter verabschieden könne, wussten wir das alles noch nicht. Damals machten ihr Myome sehr zu schaffen und sie hatte oft wochenlange Blutungen. Heute wissen wir, dass diese Operation ein großer Fehler war, denn sie verlor dadurch vorzeitig ihre natürliche Schlackenabfuhr. Das führte dazu, dass sie nachts oft schweißgebadet erwachte. Der Körper suchte sich dadurch eine „Ersatzmenstruation". Seitdem wir das wissen steuert sie durch eine konsequent gesunde Ernährung und basische Entschlackungsmaßnahmen wie z. B. basische Fußbäder und Salzstrümpfe dagegen.

Bei vielen älteren Frauen weiß sich der Körper nicht anders zu helfen, als einen neuen künstlichen Ausgang für die Gifte und Schlacken zu schaffen – das offene Bein. Durch eine konsequente Umstellung der Ernährung verbunden mit basischer Körperpflege könnten viele garantiert geheilt werden. Leider ist es im Alter besonders schwer die über Jahrzehnte entstandenen und eingeschliffenen Gewohnheiten zu ändern.

Damit ist auch das Geheimnis, warum der Mann im Durchschnitt zehn Jahre früher sterben muss als die Frau, keins mehr. Würden Männer wie Frauen sich ihr Leben lang artgerecht, d. h. sich vor allem von rohem Obst und Gemüse ernähren und ihren Körper basisch pflegen, erreichten sie gemeinsam ein fast biblisches Alter von mindestens

120 Jahren. Das ist einer der wenigen Fakten in diesem Buch, der sogar von der heutigen Wissenschaft bestätigt wird. Sie spricht sogar von einem möglichen Alter um die 140 Jahre. Wie viel wertvolle und schöne Lebenszeit wir doch für die vielen scheinbaren Genüsse dieser Welt opfern, die bei genauerem Hinschauen gar keine sind. Gar nicht zu reden von den Leiden, die wir uns selbst auf diesem viel zu kurzem Weg schaffen.

Warum die Haut keinen Säureschutzmantel hat

Vor einigen Jahren maßen Wissenschaftler den pH-Wert der Haut. Dabei stellten sie fest, dass er leicht sauer war. Ohne das Ergebnis etwas genauer zu hinterfragen setzten sie den Lehrsatz in die Welt, dass die Haut einen Säureschutzmantel hätte. Bis zum heutigen Tag wird dieser Unsinn gelehrt.

Säure ist eine sehr aggressive Flüssigkeit. Sie ätzt und verletzt. Von einer Schutzwirkung kann dabei wohl kaum ausgegangen werden. Auch von außen gibt es keine denkbaren Angriffe, die durch Säure abgewehrt werden könnten.

Die Wahrheit ist wieder einmal im Säure-Basen-Haushalt unseres Körpers zu finden. Wie in den vorangegangenen Kapiteln schon ausführlich beschrieben, fallen bei unserem gegenwärtigen Lebensstil viel mehr Säuren als Basen an. Der Körper benötigt aber viel mehr Basen als Säuren. Würde er die Säuren ignorieren, wären innere Verätzungen die Folge. Also muss er möglichst schnell die Säuren unschädlich machen. Das versucht er auf drei Wegen: Der erste Weg ist die Verdünnung mit Wasser. Das führt bei vielen Menschen zu Aufschwemmungen. Der zweite Weg ist die Neutralisation. Die dadurch entstehenden Salze werden oft eingelagert und führen zu vielerlei Beschwerden. Der dritte Weg ist die Ausscheidung. Er ist der einfachste, schnellste und effektivste. Leider sind bei der Menge der anfallenden Säuren unsere Nieren schnell überfordert. Deshalb entsteht ein Rückstau, der sich dadurch äußert, dass unser Bindegewebe einen leicht sauren pH-Wert bekommt. Damit liegt es auf der Hand, dass die Schweißdrüsen und Poren unserer Haut ebenfalls leicht saure Flüssigkeiten ausscheiden.

Die Folgen sind unübersehbar. Die Zahl der Hautirritationen und – erkrankungen hat ein erschreckendes Ausmaß angenommen. Leider leistet die Kosmetikindustrie auch noch ihren Beitrag dazu. Auf der

Grundlage des oben erwähnten falschen Lehrsatzes glaubt sie, dass es hilfreich sei, den Menschen auch noch saure Kosmetika zu verkaufen. Hautneutral bedeutet für sie einen pH-Wert von 5,5 – also ziemlich sauer. Sie macht das natürlich auch noch mit großer Freude, denn saure Kosmetikprodukte lassen sich ziemlich billig aus Erdöl herstellen. Doch das nur nebenbei. Nun kommt unser Körper ein weiteres Mal in ziemliche Schwierigkeiten. Von innen versucht er überschüssige Säuren auch über die Haut auszuscheiden. Von außen werden aber saure Pflegemittel aufgetragen. Dadurch werden die nach außen drängenden Säuren gebremst bzw. sogar wieder zurückgedrängt. Die Folgen sind Pickel, Pustel und Akne.

Bis vor 40 Jahren war die Körperpflege noch basisch. Kernseife hieß das Zauberwort. Heute wird sie von den meisten verschmäht. Wer sie jedoch wieder entdeckt und einsetzt wird ziemlich schnell merken, dass Heilungsprozesse auf der Haut viel schneller und komplikationsloser ablaufen. Die hochgradig basische Kernseife neutralisiert die Säuren und der Körper kann dadurch weitere Lasten leichter loswerden, ohne dabei in oben beschriebene Notsituationen zu geraten.

Damit ist auch das Geheimnis gelüftet, warum Kuren am Meer, vor allem am Toten Meer so große Heilerfolge bei Hautkrankheiten erzielen. Meerwasser ist basisch! Übrigens das Fruchtwasser, in dem ein Embryo neun Monate lebt und aufwächst hat den gleichen basischen pH-Wert wie das Wasser in den Ozeanen. Welch ein Zufall!

Eine konsequent basische Hautpflege ist also eine großartige Hilfe für die Haut und den gesamten Körper. Das haben natürlich auch schon viele erkannt. So hat z. B. Peter Jentschura mit „Meine Base" ein Produkt entwickelt, mit dessen Hilfe die Effekte einer Meerwasserkur auch zu Hause erzielt werden können. Voll- und Fußbäder und Waschungen mit diesem Produkt können ziemlich schnell zu einer wunderbaren Erholung der Haut führen.

Vor nicht allzu langer Zeit musste ich noch kortisonhaltige Cremes benutzen, um mein Ekzem im Gesicht in den Griff zu bekommen. Mein Verbrauch an Cremes und Lotions war gewaltig. Ich ging immer eingefettet wie eine Speckschwarte durch die Welt. Heute brauche ich immer weniger davon. Meine Haut fettet sich selbst und die Ekzem-Schübe werden seltener und schwächer.

Auf saurer Haut gedeihen genau wie im Wald Pilze. Viele Frauen werden oft davon im vaginalen Bereich gequält. Immer wieder müssen sie den Gang zum Arzt antreten, bekommen Mittel, die so sauer waren, dass es nicht einmal die Pilze aushalten. Doch natürlich kommen sie wieder, wenn das vorherige normal-saure Milieu wieder hergestellt wurde. Nur mit einer basischen Körperpflege und einer basen-überschüssigen Ernährung kann man diese lästigen Plagegeister für immer los werden..

Auch der Fußpilz, unter dem viele leiden, hat die gleiche Ursache. Unsere Füße sind die „Ersatznieren" unseres Körpers. Er versucht besonders über sie so viel wie möglich überschüssige Säure loszuwerden. Dazu kommt noch, dass sie meist schön warm in Socken und Schuhen stecken. Eine wunderbare Zuchtstätte für Pilze. Wer sich basenüberschüssig ernährt und basische Körperpflege betreibt bekommt keinen Fußpilz, auch wenn er sich noch so oft barfuß in Hallenbädern herumtreibt.

Und dann war da noch der Zahnstein. Mein Gebiss ist leider ziemlich unregelmäßig. Viele Jahre glaubte ich, dass das der Grund sei, warum ich aller halben Jahre zum Zahnarzt musste, um mir den Zahnstein entfernen zu lassen. Heute ist auch das kein Thema mehr. Wir putzen unsere Zähne mit basischer Zahncreme und spülen den Mund mit basischem Wasser. Damit hat sich auch der Zahnstein verabschiedet, denn er ist auch nur ein saures Ausscheidungsprodukt unseres Körpers.

Seitdem wir unsere Körper konsequent basisch pflegen und wir uns konsequent basenüberschüssig ernährt haben sich Hautirritationen verringert und Pilze verflüchtigt. Wir können Peter Jentschura dafür nicht genug dankbar sein. Deshalb ist er auch einer der wenigen, den ich in diesem Buch namentlich erwähne.

Warum wir uns teilweise selbst vergiften

Der Mensch nimmt nicht nur Stoffe von außen durch die Verdauung und die Atmung auf. Auch die Haut ist ein offenes System. Sie gibt nicht nur Stoffe ab, sondern leitet auch Substanzen, die mit ihr in Berührung kommen, nach innen weiter. Wer das nicht glaubt, der sollte z. B. ein paar zerdrückte Knoblauchzehen in seinen Socken verteilen. Nach einigen Stunden hat er einen wunderbaren Knoblauchdunst in seinem Atem.

Damit rückt zwangsläufig die Chemie in den Mittelpunkt unserer Aufmerksamkeit. Es ist absolut unbestritten, dass sie vor allem in den letzten Jahren einen unschätzbaren Beitrag dafür geleistet hat, dass unser Leben leichter und vor allem hygienischer geworden ist. Doch das darf uns nicht darüber hinwegtäuschen, dass die „chemische Keule", die viele Menschen täglich benutzen, um z. B. ihren Körpergeruch zu übertünchen mehr als problematisch erscheint.

In den Deos und Parfümen unserer Zeit sind viele Stoffe, die immer mehr in den Verdacht geraten, an vielen Krankheiten und Beschwerden mit schuld zu sein, die die Menschen plagen. Vor allem die Aluminium-Chlor-Verbindungen sind in Verruf geraten. Da es - wie so oft - keine gesicherten Untersuchungsergebnisse gibt, steht wieder einmal Aussage gegen Aussage. Die einen erklären das alles für Quatsch, die anderen führen jede Krankheit darauf zurück. Also bleibt uns wieder nur die logische Überlegung.

Unsere Achselhöhlen sind neben den Füßen und der Leistengegend die Stellen, an denen unser Körper Wasser, Salze, Schlacken und Giftstoffe ausscheiden kann. Wenn wir also mit einem Deo z. B. die Schweißabsonderung be- oder gar verhindern, kann es zu einem Giftrückstau kommen. Dadurch könnte z. B. die Bildung von Brustkrebs oder Gelenkbeschwerden in diesem Bereich begünstigt werden. Auf der anderen Seite verbleibt das Deo den ganzen Tag in der Achselhöhle. Diese ist immer warm und feucht. Die Poren sind geöffnet. Dadurch können die Wirkstoffe besonders leicht in den Körper eindringen. Über Jahre kann damit schon eine gehörige Belastung zusammenkommen.

Für eine solche Menge an konzentrierten chemischen Stoffen ist der Mensch nicht gerüstet. Über Jahrmillionen benutzte er nur Wasser für die Körperreinigung. Selbst unsere Großeltern kannten nur die gute alte Kernseife. Die Menschen von heute sind einem tausendfach stärkeren Chemiecocktail ausgesetzt. Die Luft unserer Wohnungen, Einkaufszentren und Büros ist davon geschwängert. Zur Haushaltsreinigung setzen wir die verschiedensten chemischen Mittel ein, die wir auch über die Haut der Hände aufnehmen. Unsere Kleidung wird mit und ohne Wasser chemisch gereinigt. Mit ihr haben wir fast immer Kontakt. Diese Aufzählung ließe sich beliebig lang fortsetzen.

Und das soll alles ohne Auswirkung auf unsere Körperchemie und auf unseren Gesundheitszustand bleiben? Das ist unlogisch! Besser ist es, den Einsatz von chemischen Mitteln so weit wie möglich zu reduzieren. So lassen sich z. B. Fenster und vieles andere mit einem Microfasertuch und Wasser besser putzen als mit herkömmlichen Mitteln. Wer die Möglichkeit hat, sich mehrmals am Tag zu waschen, sollte auf den Einsatz von Deos und Parfüm ganz verzichten. Wenn das nicht geht, dann sollten zumindest Produkte ausgewählt werden, die ohne Aluminium und Chlor auskommen. Dazu kommt natürlich der möglichst häufige Aufenthalt an der frischen Luft in der freien Natur. Wer die Wahl hat sollte das Meer und den See dem Hallen- oder Freibad vorziehen. Zum Waschen von Textilien können auch natürliche Mittel wie z. B. Waschnüsse eingesetzt werden. Für alle anderen Anwendungen von chemischen Mitteln gilt die Regel so gering wie möglich zu dosieren.

Um die Ausscheidung der im Körper angesammelten Giftstoffe zu fördern, sollte genügend Wasser zu sich genommen werden. Vielleicht empfiehlt sich auch eine Chlorella-Kur. Diese Alge ist in der Lage, Schwermetalle u. a. Giftstoffe an sich zu binden und damit der Ausscheidung zuzuführen.

Warum Krebs vermeidbar und heilbar ist

Ich habe lange mit mir gerungen, ob ich mich so weit aus dem Fenster lehne und auch das Thema Krebs anspreche. Doch angesichts der schlimmen Entwicklungen auf diesem Gebiet, auch in meinem privaten Umfeld, komme ich einfach nicht umhin, meine Meinung zu dieser Geisel zu veröffentlichen, obwohl ich selbst an diesem Thema noch arbeite.

Krebs hat sich in den letzten Jahren zur zweithäufigsten Todesursache entwickelt. Bei über 350.000 Menschen wird diese Krankheit jährlich in Deutschland diagnostiziert. Diese Zahl erhöht sich gegenwärtig um 7.000 bis 9.000 jährlich. Wenn die Entwicklung so weitergeht, wird es nicht mehr lange dauern und Krebs übernimmt die Führung in der Todesstatistik in den Industrienationen. Die Statistiken lassen eine Verdopplung der Krebszahlen in den nächsten 20 Jahren befürchten.

Bei der Analyse dieser Zahlen stellt sich natürlich die Frage nach den Gründen, warum es diese Krankheit in früheren Jahren fast gar nicht gab und die Zahlen in den Entwicklungs- und Schwellenländern wesentlich geringer sind. Wer dabei auf die Unkenntnis der Mediziner der damaligen Zeit bzw. auf die medizinische Unterversorgung tippt, hat vielleicht ein Körnchen Wahrheit gefunden. Doch das erklärt nicht, warum es in der ehemaligen DDR nur ca. 50 % der Sterblichkeit infolge dieser Krankheit im Vergleich zum Westen gab (bei einem peinlich genau geführten Krebsregister) und heute diese Rate in Ost und West annähernd gleich ist. Sollte etwa auch der Krebs mit der Lebensweise zusammenhängen?

Dieser Verdacht erhärtet sich, wenn die häufigsten Krebslokalisationen analysiert werden. An erster Stelle stehen Krebserkrankungen der Verdauungsorgane, an zweiter Stelle die Geschlechts- und Ausscheidungsorgane, an dritter Stelle der Brustkrebs der Frau und an vierter Stelle Krebs an den Atmungsorganen des Mannes. Die Verdauungsorgane bekommen zuerst die Giftstoffe aus der Nahrung von heute zu spüren. Im Bereich der Ausscheidungsorgane gibt es einen besonders starken Giftrückstau. Für die Ablagerung von Schlacken eignen sich die weichen Gewebe der Brust der Frau und der Prostata des Mannes besonders gut.

Doch wie entsteht denn daraus der Krebs? Nun, meine Erklärung ist denkbar einfach: Nach übereinstimmender Auffassung der medizinischen Fachwelt gären Krebszellen, d. h. sie ernähren sich nicht mehr von Sauerstoff und produzieren Kohlendioxid. Es muss also nur noch geklärt werden, warum normale Zellen auf Gärung umstellen.

Eine Zelle bezieht ihren Sauerstoff und die übrigen Nährstoffe aus dem Zellzwischenraum. Wird dieser infolge falscher Lebensweise mit Giften und Salzen verstopft, gelangt nicht mehr genügend Nahrung und vor allem Sauerstoff zu den Zellen. Die Zellatmung wird immer stärker behindert. Ab einem bestimmten Punkt bleibt der Zelle nichts anderes mehr übrig als ihre Energieversorgung umzustellen oder zu sterben. Das Kohlendioxyd, das die gärende Zelle produziert wird nur noch im zu geringen Maße abtransportiert und schneidet nun die Nachbarzellen von der Sauerstoffversorgung ab, da deren Zellatmung natürlich auch behindert sein muss und sie müssen ebenfalls auf Gärung umstellen oder sterben. So wird also die Kettenreaktion einer Atombombe in Gang gesetzt. Auf meine Frage an eine befreundete Medizinerin, woran denn ein Krebspatient wirklich sterbe, erhielt ich die Antwort, dass man vermute, dass er innerlich ersticke. Man höre und staune!

Die sogenannten Tumorzellen sind also nichts anderes als Kohlendioxyd produzierende, gärende Zellen. Es kann natürlich vorkommen, dass auch in einem gesunden Körper eine Zelle "entartet". Im Normalfall wird diese aber gleich von den Abwehrkräften beseitigt. Diese Abwehrkräfte sind ebenfalls im Zellzwischenraum aktiv. Leider sind sie nur in einem Milieu mit einem pH-Wert ab 7,0 erfolgreich tätig. Darunter sind sie nicht mehr in der Lage, Tumorzellen abzutöten. In einem Milieu bis 8,0 sind sie jedoch höchst effektiv. Im Krebsgewebe herrscht ein pH-Wert von 6,76, im Normalgewebe sollte er 7,23 betragen.

Am Ende landen wir also auch mit dem Krebs beim schon oft zitierten Säure-Basen-Haushalt des Körpers. Die falsche Lebensweise, besonders in den westlichen Industrienationen, verbunden mit der immer stärkeren Vergiftung der Umwelt bilden die Hauptursachen für die rasante Krebsentwicklung.

Wer aus diesem Blickwinkel die gegenwärtig vorherrschenden Behandlungsmethoden analysiert, wundert sich nicht mehr, wenn er in den Statistiken keinerlei Erfolg der Stahl-, Strahlungs- und Gifttherapie der Schulmedizin finden kann. Eine Krebsoperation ist vielleicht noch im fortgeschrittenen Stadium am ehesten zu verstehen, da sie die Kettenreaktion vorerst stoppen oder zumindest verzögern kann. Die Strahlentherapie zerstört zwar auch die Krebszellen, verbessert aber dramatisch die Milieubedingungen, unter denen Krebszellen entstehen können. Die Zellgifte der Chemotherapie mögen zwar die Krebszellen vorerst abtöten, erhöhen jedoch gleichzeitig die Giftbelastung und verbessern die Bedingungen für die Entstehung neuer Krebszellen.

Auch die Theorie der Metastasen wird damit erklärbar. Bis zum heutigen Tag hat man noch keine wandernde Krebszelle finden können. Das ist auch nicht möglich. Zellen bleiben dort, wo sie sind, ausgenommen die Zellen in den Körperflüssigkeiten natürlich. Doch, wenn an einer Stelle des Körpers die Bedingungen für die Krebsentstehung sich entwickelt haben, dann ist das natürlich auch an anderen Stellen des Körpers der Fall und so kann der Krebs theoretisch und praktisch überall ausbrechen.

Wer also einen Erreger oder genetischen Schaden als Krebsauslöser sucht, befindet sich auf dem berühmten Holzweg. Nur der Entzug der Bedingungen kann zur Verhinderung oder wirklichen Heilung führen.

Wie kann eine erfolgreiche Krebsbehandlung aussehen?

An allererster Stelle steht natürlich die sofortige und rigorose Ernährungsumstellung auf eine 100%ige Rohkost mit einem sehr großen Gemüse- und Wildkräuteranteil. Das kann mit einem bis zu 14-tägigen Wasserfasten beginnen, um dem Körper die Möglichkeit zu bieten, Gifte und Schlacken auszuscheiden, ohne dass neue über die Nahrung dazukommen. Mit der Ernährungsumstellung werden auch hohe orthomolare Vitamindosen verabreicht, um leere Depots wieder zu füllen. Auch die Einnahme von Mistel-, Thymus- u. a. Präparaten zur Aktivierung der Abwehrkräfte ist sinnvoll. Das wäre die bessere Chemotherapie.

Um die Kettenreaktion zu stoppen, ist ab einer gewissen Tumorgröße vielleicht auch eine Operation notwendig.

Diese Maßnahmen sollten begleitet werden durch eine erhöhte Sauerstoffzufuhr. Dabei fällt mir vor allem die "Sauerstoff-Mehrschritt-Therapie" von Prof. Manfred von Ardenne ein. Es helfen aber auch gezielte Atemtechniken und sportliche Betätigungen im aeroben Bereich. Auch die Erhöhung des Sauerstoffgehalts in der Luft des Schlaf- bzw. Krankenzimmers wäre vorteilhaft.

Die Erzeugung von künstlichem Fieber durch die Hyperthermiebehandlung, aktive Fieberstoffe oder die Tiefenerwärmung der Tumorzellen kann eine große Hilfe leisten.

Das alles muss vom ersten Tag an durch Jentschuras "Dreisprung der Entschlackung" umrahmt werden, also Lösung der Gifte und Schlacken mit dem 7x7-Tee oder der Leisenkur, Mineralstoffgaben zur Neutralisierung der wiederbelebten Säuren und möglichst umfassende Nutzung der Ausscheidungskapazitäten der Nieren durch Trinken von Wasser und der Haut durch basische Bäder, Fußbäder, Basenstrümpfe usw.

Viele dieser Elemente setzt die "biologische Krebstherapie", die immer mehr auf dem Vormarsch ist, schon heute ein. Das ist ein gutes und vielversprechendes Zeichen und ich habe die Hoffnung, dass auch die Schulmedizin nicht umhin kommen wird, früher oder später diese Tatsachen zu akzeptieren und ihre Methoden zu ändern, obwohl mir bei den gewaltigen Geldsummen, die durch die Krebsbehandlung verdient werden, doch einige Bedenken kommen, ob sich die fortschrittlichen Kräfte wirklich durchsetzen können. Allein die Mittel für die Chemotherapie verursachen jährlich Kosten von über 16 Milliarden US-Dollar.

Doch damit ist das Thema Krebs noch nicht abgeschlossen. Neben dem bisher erläuterten "Verschlackungskrebs" gibt es meiner Meinung nach noch zwei weitere Krebsarten:

Der erste ist der "Verstrahlungskrebs" und der zweite der "Schockkrebs".

Der Begriff der radioaktiven Strahlung ist eigentlich irreführend, suggeriert er doch, dass das Lebewesen etwas erhält. Das ist jedoch falsch. Die radioaktive Zehrung - so müsste sie in Wirklichkeit heißen - entzieht den Zellen Lebensenergie. Dadurch wird in ihnen der gleiche Vorgang wie bei der Verschlackung ausgelöst: Sie schalten auf Gärung um und "entarten". Nun kann das nicht nur die Radioaktivität auslösen, sondern wahrscheinlich auch andere Strahlungsarten. In Zellen gehen neben chemischen Reaktionen auch elekrochemische Vorgänge vor sich. Diese können durch äußere elektromagnetische Strahlung beeinflusst werden. Damit kann also die Strahlung eines Handys oder Funkmastes mit dazu beitragen, dass Krebs entsteht. Doch muss das auch immer in Verbindung mit dem Grad der Verschlackung des Menschen gesehen werden. Die Strahlung erhöht also nur diesen Grad, denn die Zelle gerät dadurch in Stress und damit entsteht neue Säure und die Belastung wächst. Das erklärt auch, warum nicht alle die mit dem Handy telefonieren, Krebs bekommen.

Ein besonderes Phänomen stellt der "Schockkrebs" dar. Ein Arzt namens Dr. Hamer hat ihn gefunden und - was in der medizinischen Praxis völlig unüblich ist - seine Existenz bewiesen. Diese Krebsart wird ausgelöst durch einen starken psychischen Schock, der mit einer hohen persönlichen Anteilnahme einhergeht. Das ist z. B. dann der Fall, wenn sich ein Kind von der Hand der Mutter losreißt und vor ein Auto läuft. In diesem Moment reißen bei der Mutter im Gehirn Nervenverbindungen - vergleichbar mit einem Einschlag einer "Minibombe". Da jeder Gehirnteil einen Körperteil steuert trifft es auch noch das Körpergewebe an ganz bestimmten Stellen. Diese Orte sind nicht willkürlich, sondern können vorhergesagt werden. Bei der Mutter in unserem Beispiel ist es die Brust, die in Mitleidenschaft gezogen wird. Durch einen uralten Reflex will der Körper die Milchproduktion ankurbeln, um dem kleinen Opfer so gut wie möglich bei der Heilung behilflich sein zu können.

Je länger das Kind in Lebensgefahr schwebt, desto schwerer und nachhaltiger wirken die Schuldgefühle der Mutter, desto stärker wird das nachfolgende Geschwür ausfallen.

Nachdem das Kind geheilt die Klinik verlassen hat, löst sich der Konflikt bei der Mutter und der Körper kann dazu übergehen, die entstandenen "Wunden" wieder zu reparieren. So füllt er die Einschlagstelle im Gehirn wieder mit "Material". Leider arbeitet der Körper dabei immer etwas überschüssig und das wird dann durch die Schulmedizin als Tumor fehlinterpretiert. Wie dogmatisch die heutigen Schulmediziner sind, kann allein daran erkannt werden, dass bis zum heutigen Tag die Erkenntnisse von Hamer totgeschwiegen werden und ihm eine klinische und wissenschaftliche Untersuchung dieser Erkenntnisse und damit die Anerkennung versagt bleibt. Ja mehr noch: Hamer wurde die Zulassung entzogen und er wurde starken Repressionen ausgesetzt.

Er hat erkannt, dass Krebs auch durch geistige Vorgänge ausgelöst werden können. Inwieweit auch andere Krebsformen z. B. durch Stress und Ängste ausgelöste bzw. begünstigt werden können, ist noch völlig unklar. Da wir mit unserer inneren Gefühlswelt einen großen Einfluss auf unsere Körperchemie haben, liegt die Vermutung sehr nahe, dass Krebs auch auf diesem Wege ausgelöst werden kann. Doch von all dem will die Schulmedizin von heute leider (noch) nichts wissen.

Natürlich fällt es jedem schwer zuzugeben, dass er einen Fehler gemacht hat. Und bei den Milliarden EURO, die hier auf dem Spiel stehen und die tausenden Klagen, die von Hinterbliebenen und falsch Behandelten zu erwarten sind, kann man die Probleme erahnen. Doch für mich gibt es kein höheres Gut als das Leben und die Gesundheit der Menschen und da muss es möglich sein, dass man Fehler eingesteht und für die nachfolgenden Generationen vermeidet.

Ein solcher Fehler ist auf jeden Fall die Chemotherapie. Sie vergiftet die Patienten ohne Sinn und Zweck wie das unendlich viele Statistiken beweisen. Immer mehr Ärzte erkennen, dass sie damit in eine Sackgasse manövriert sind und kehren um. Sie wenden sich zur biologischen Krebstherapie und empfehlen immer mehr Naturheilverfahren und -mittel. Das nährt das winzige Pflänzchen "Hoffnung", dass sich auch auf diesem Gebiet etwas zum Guten bewegen wird.

Dieses Kapitel sollte Anregungen bieten, sich mit dem Thema Krebs genauer auseinander zu setzen. Ich weiß aber auch, dass eine ungeheure Willenskraft dazugehört nach einer Krebsdiagnose einen anderen als den schulmedizinischen Weg einzuschlagen. Angst produziert in den Betroffenen ein Gefühl der Hilflosigkeit und lähmt die Tatkraft. Ich stelle es mir sehr schwer vor, in diesem Moment den erforderlichen Widerstand aufzubringen. Aufbringen kann ihn nur derjenige, der sich schon vorher viel Wissen aneignete und die damit in Zusammenhang stehenden Überzeugungen entwickelte. Die klassischen gegenwärtigen Behandlungsmethoden der Schulmedizin beruhen nur auf Annahmen und dem berühmt-berüchtigten Konsens, der auch für viele andere Behauptungen herhalten muss. Sie ist deshalb keine Wissenschaft. Mit welchem Recht stellt sie sich dar als sei sie eine und verschließt sich jedem anderen Weg? Das ist Dogmatismus und der führte schon immer in eine Sackgasse. Wenn wir ihn nicht überwinden, wird das unseren Untergang bedeuten. Nur in der Gemeinsamkeit von Naturheilkunde und Schulmedizin sowie einer rückhaltlosen Aufklärung der Bevölkerung über die wahren Elemente eines wirklich gesunden Lebensstils können diese Probleme gelöst werden.

Warum viele den falschen Sport treiben

Alle sind sich einig, dass Sport zu einem gesundheitsbewussten Lebensstil dazugehört. Unser Körper und unsere Psyche sind nicht für das Herumsitzen geschaffen. Der natürliche Bewegungsdrang, den wir in den Kindern noch vorfinden ist jedoch bei vielen unterm Wohlstandsmüll und den Bequemlichkeiten des modernen Lebens begraben. Das führte dazu, dass viele Menschen kaum noch körperlich belastbar sind.

Doch es gibt zum Glück auch noch sehr viele Menschen, die Sport treiben. Leider meldet sich dabei oft der falsche Ehrgeiz. Da sie von klein auf im Schulsport und in den Medien fast nur die Normerfüllung im Kopf haben, stressen sie ihren Körper völlig grundlos. Sie hetzen durch die Parks als wäre der Teufel hinter ihnen her, quälen sich im Fitness-Center, um die Muskelpakete wachsen zu lassen oder traktieren ihr Fahrrad bis zur Erschöpfung.

Jeder weiß, dass Leistungssport nicht gesund ist und trotzdem geraten viele genau in dieses Fahrwasser. Wieder ist es die Uhr oder ein anderes imaginäres Ziel, dem sie folgen. Ihr Körper spielt dabei nur eine untergeordnete Rolle.

Wer jedoch Sport für seine Gesundheit treiben will, der sollte einzig und allein auf seinen Körper hören und jedem Ehrgeiz abschwören.

Und dann gibt es auch noch die psychische Seite des Sports. Ich fiebere auch mal gern mit einer Mannschaft mit und begeistere mich mit einem Sieg und ich trauere auch mal über eine Niederlage. Das alles täuscht mich jedoch nicht darüber hinweg, dass Sport in allererster Linie Freude bereiten soll.

Ich kann mich oft eines Lächelns nicht erwehren, wenn ich die verbissenen Gesichter der Sporttreibenden sehe, denen ich bei meinen sportlichen Aktivitäten begegne. Dabei frage ich mich, wenn du so eine Laune dabei hast wie dein Gesicht ausdrückt, dann wärst du besser zu Hause geblieben. Ich genieße meinen Lauf vom ersten bis zum letzten Schritt und lächle oft still vor mich hin. Ich erfreue mich an den Schönheiten der Natur, grüße (meist im Geiste), die Tiere, die mir begegnen und bewundere ihre Schnelligkeit und Leichtigkeit. Dabei fällt mir immer wieder auf, dass wir Menschen auf diesem Gebiet wahrscheinlich nur noch ein trauriges Schattenbild dessen abgeben, was wir leisten könnten, würden wir im Einklang mit der Natur leben. Doch leider waren meiner Meinung die letzten zweitausend Jahre kein Ruhmesblatt in der Menschheitsgeschichte. Aber davon lasse ich mich nicht in meiner heiteren inneren Grundstimmung beeinflussen und schon gar nicht, wenn ich die frische Morgenluft und den weiten Blick in die Landschaft genieße.

Ich bin immer stärker davon überzeugt, dass dauerhafte Gesundheit nur erreichbar ist, wenn auch in der Gefühlswelt des Menschen Harmonie und Liebe vorherrschen. Ein moderater Ausdauersport, den man nur für sich selbst betreibt, ist sicher ein Weg diese positiven Gefühle zu nähren.

Und wenn sich mit der Zeit die Leistungsfähigkeit verbessert, der Körper dadurch immer besser funktioniert und immer schöner aussieht, dann erfährt jeder, was ein wirklicher Genuss ist, der anhält und dauerhaft unsere Glücksgefühle befördert. Dann stehen unsere Zeitgenossen mit völligem Unverständnis unserer Entscheidung gegenüber, wenn wir die Kalbshaxe lächelnd ablehnen und uns dabei noch nicht einmal überwinden müssen.

Die natürlichsten Bewegungsformen sind das Gehen und Laufen. Unsere Vorfahren legten auf diese Weise weite Strecken zurück. Gesprintet sind sie nur im Augenblick höchster Gefahr. Dementsprechend ist also das Gehen und Laufen im Ausdauerbereich zu empfehlen, ob mit oder ohne Stöcke sei dahingestellt. Im Winter ist der Skilanglauf die mit Abstand empfehlenswerteste Sportart. Sie trainiert zusätzlich die Arm- und Oberkörpermuskulatur und ist besonders gelenkschonend.

Andere Sportarten stellen zwar einen Kompromiss dar, sind jedoch immer noch besser als Nichtstun. So hat Rad fahren den Vorteil, dass die Gelenke entlastet werden. Die unnatürliche Sitzposition jedoch überdehnt den Lendenwirbelbereich und staucht den Verdauungstrakt und die Lunge. Außerdem ist die Belastung sehr ungleichmäßig. Berghoch wird geschwitzt und runter gefroren. Schwimmen entlastet das gesamte Skelett, kann jedoch bei einseitiger Benutzung nur einer Schwimmart zu Haltungsschäden führen.

Entscheidend ist bei allen Sportarten, dass man sich anstrengt, d. h. schwitzen ist Pflicht. Auf der anderen Seite darf es aber auch nicht übertrieben werden, d. h. die Atemnot sollte vermieden werden. Darüber hinaus spielt die Regelmäßigkeit und die Länge eine entscheidende Rolle. Drei- bis viermal pro Woche gilt als die ideale Dosierung.

Für gesunde Menschen gelten folgende Richtzeiten für die Übungsdauer in den einzelnen Sportarten:

- Wandern: mindestens 90 Minuten
- Walking: 45 – 60 Minuten
- Joggen: 30 – 45 Minuten
- Schwimmen: 45 – 60 Minuten
- Rad fahren: 45 – 60 Minuten
- Ski-Langlauf: 20 – 30 Minuten

Die größten Gesellschaftsirrtümer

Warum die Politik in Gesundheitsfragen versagt

Es ist leider ziemlich offensichtlich, dass alle Maßnahmen der Regierung bisher kaum Erfolg gebracht haben. Eine Gesundheitsreform jagt die nächste und bei allem bleibt immer ein fader Beigeschmack.

In unserer Gesellschaft stehen der Markt und damit das Geld im Mittelpunkt und leider nicht der Mensch. Würde er im Zentrum der Aufmerksamkeit stehen, dann wäre das Ziel aller Ärzte die Menschen dauerhaft gesund zu machen. Doch damit verlören sie ihre „Kundschaft" und ihre Existenz wäre gefährdet.

Auch die mächtige Pharmaindustrie erzielt ihre Umsätze durch kranke und leidende Menschen. Sie hat deshalb kein ökonomisches begründetes Interesse, die Menschen wirklich zu heilen. Das ist kein Vorwurf, sondern schlicht und einfach eine Tatsache, die sich aus den marktwirtschaftlichen Gesetzen und Gegebenheiten ableitet.

Diese Widersprüche sind jedoch lösbar wie so viele andere auch, wenn auch nur mit sehr mutigen Schritten.

Der erste müsste damit beginnen, der Gesundheit und damit verbundenen gesunden Lebensweise einen wesentlich höheren Stellenwert in der Gesellschaft einzuräumen. Das könnte z. B. mit einer Grundgesetzänderung beginnen:

"Jeder Mensch hat das Recht auf den Schutz seiner Gesundheit und die Pflicht durch eine entsprechende Lebensweise seine Gesundheit zu fördern."

Als zweite Maßnahme müsste über die Steuern erreicht werden, dass ungesunde Nahrungs- und Genussmittel wesentlich teurer als gesunde werden. Die dadurch eingenommenen Mittel stünden zur Förderung des ökologisch sinnvollen Anbaus von Obst und Gemüse bereit. Obst- und Gemüsebauern erhalten eine Abnahmegarantie zu attraktiven Preisen.

Das Gesundheitswesen und die Pharmaindustrie werden verstaatlicht und damit den marktwirtschaftlichen Mechanismen entzogen. Ärzte werden staatlich angestellt, vielleicht sogar verbeamtet und damit dem Grundgesetz und ihrem Eid wirklich unterstellt. Damit hätten Sie nur noch das alleinige Interesse, ihre Patienten gesund zu machen. Sie werden dabei verpflichtet mit allen anderen auf diesem Gebiet tätigen zusammenzuarbeiten und mit gutem Beispiel voranzugehen. So ist es z. B. aus meiner Sicht unvereinbar, dass ein Arzt raucht, über die Maßen dem Alkohol zuspricht oder stark fettleibig ist.

Die verstaatlichte Pharmaproduktion hätte nicht mehr das Interesse, Maximalprofit zu erzielen, sondern wäre daran interessiert, dass die Menschen so wenig wie möglich Medikamente benötigen.
Die wissenschaftliche Forschung würde durch staatliche Aufträge verstärkt in die Richtung forschen wie es z. B. gelingen kann, den Nährstoffgehalt von Äpfeln auf natürliche Art und Weise wieder zu erhöhen oder sonnengereiftes Obst möglichst ohne Verluste an Vitaminen und Energie zu lagern und zu transportieren ohne, dass es erhitzt werden muss.

In den Krankenkassen wird ein gut durchdachtes Bonussystem eingeführt, das alle Menschen animiert, sich gesund zu ernähren und sportlich zu betätigen. Diejenigen, die nur wenige oder keine ärztlichen Dienstleistungen in Anspruch nehmen, erhalten einen Teil ihrer eingezahlten Beiträge zurück.

Die Massenmedien werden zur rückhaltlosen Aufklärung und unabhängigen Gesundheitsinformation verpflichtet. Die Werbemöglichkeiten für gesundheitsschädliche Produkte und Genussmittel werden rigoros eingeschränkt. Die riesigen Bierflaschen von heute suggerieren den Menschen von klein auf, dass es gut und cool ist, Bier zur trinken. Die Werbung ist einer der Hauptschuldigen dafür, dass die Menschen von heute glauben, sie könnten z. B. das Sodbrennen auf die Dauer ungestraft mit einem Medikament bekämpfen. Den meisten ist nicht mehr klar, dass sie mit einem eisernen Gesetz irgendwann die Quittung für ihre Verstöße gegen die von der Natur vorgesehene Lebensweise erhalten.

Dabei hätten wir zum ersten Mal in der Menschheitsgeschichte überhaupt die Möglichkeit, uns an jedem Ort der Welt wirklich gesund zu ernähren. Bisher mussten die Menschen auf die Nahrungsquellen zurückgreifen, die ihnen in ihren Breiten zur Verfügung standen. Sie hatten weder die Kommunikationsmöglichkeiten noch die Transportkapazitäten sich mit Lebensmitteln in großen Mengen aus entfernten Gebieten zu versorgen.

Heute ist das anders. Wir haben sowohl die kommunikations-, transporttechnischen und logistischen Möglichkeiten, jeden Menschen auf unserer Erde mit frischem, sonnengereiften Obst und Gemüse zu versorgen. Wenn wir aufhören, die Masse der geernteten pflanzlichen Produkte den gequälten Nutztieren zu verfüttern, stehen uns sofort Lebensmittel im Überfluss zur Verfügung. Die riesigen Getreidefelder könnten sich in Obsthaine mit Gemüsebeeten und Beerensträucher verwandeln. Unsere Landschaften wären nicht mehr wiederzuerkennen. Die Sauerstoffproduktion würde wieder steigen, die Luft sauberer, die Menschen gesünder und viel glücklicher.

Das Prinzip wäre denkbar einfach: Die Menschen versorgen sich in erster Linie mit dem Obst und Gemüse, das bei ihnen wächst. Überschüsse geben sie an andere ab. Wenn es nicht mehr reicht, wird aus der kürzesten Entfernung hinzugekauft. Es gedeiht immer frisches Obst und Gemüse auf unserem Planeten und mit unseren heutigen und zukünftigen Möglichkeiten wäre es nicht nur theoretisch, sondern auch praktisch möglich, jeden Eskimo mit frischem sonnengereiften Obst und Gemüse zu versorgen. Das klingt zwar ziemlich illusorisch, ist aber bei genauerer Betrachtung nur eine Frage der Prioritäten. Die Menschen sind zu gewaltigen Leistungen fähig, wenn sie genügend motiviert sind. Und welche Motivation ist eigentlich stärker als die Gewissheit, damit wirklich etwas Gutes für die Erhaltung der Gesundheit zu tun, Krankheiten zu verhindern, ein langes, leistungsfähiges und glückliches Leben zu garantieren ohne Pflegefälle am Ende.

Warum wir eine neue Vernunft brauchen

Jeder, der mit offenen Augen durch die Welt geht, stellt viele beunruhigende Anzeichen fest, die darauf hindeuten, dass sich das Klima auf unserer Erde in den letzten Jahren ziemlich schnell verändert. Die Erwärmung schreitet immer schneller voran und die Wetterextreme nehmen zu. Der CO_2-Gehalt der Atmosphäre steigt immer schneller und der Sauerstoffgehalt nimmt ab. Die Polkappen beginnen zu schmelzen. Keiner kann vorhersagen, welche Folgen das im Einzelnen haben wird.

Immer lauter wird dabei die Frage diskutiert: Ist es wirklich der Mensch, der das alles verursacht? Viele Wissenschaftler behaupten, dass es solche Veränderungen des Erdklimas schon immer wieder einmal gegeben habe. Die anderen behaupten das Gegenteil. Und das Land, das den größten CO_2-Ausstoß verursacht, produziert in Hollywood die größten Untergangsszenarien und reagiert sonst in keiner Weise.

Wer hat nun recht? Lassen wir uns bei der Beantwortung dieser Frage wieder von der Logik leiten.

Kein anderes Wesen hat das Antlitz unseres Planeten so nachhaltig verändert wie der Mensch. Aus seinen Trampelpfaden wurden Wege, aus den Wegen Straßen und aus den Straßen Autobahnen. Aus kleinen Ansiedlungen wurden Dörfer, aus Dörfern wurden Städte und diese wuchsen zu Millionenstädten heran, die mit bloßem Auge aus dem Weltall sichtbar sind. Am Anfang seines Weges hatte er nur die Muskelkraft. Die Maschinen von heute vervielfältigen diese Kraft tausendfach. Was früher hunderte Arbeiter mit Schaufeln schafften, erledigt heute ein Bagger in einem Bruchteil der Zeit. Die Blechlawine ist so gewaltig, dass wir mit dem Bau neuer Straßen kaum noch hinterherkommen. Der Komfort unseres Lebens - und damit unser Energieverbrauch - ist so enorm gestiegen wie das noch wenigen Jahrzehnten undenkbar war. Der Hauptteil dieser Entwicklung ging in den letzten 500 Jahren vor sich und sie beschleunigt sich immer weiter. Erdgeschichtlich betrachtet ist das jedoch ein winziger Zeitraum.

Bisher glaubten wir, die Reserven unseres Planeten seien so unermesslich groß, dass wir tun und lassen könnten, was uns beliebt. Doch dem ist nicht so. Wir haben die Erde an die Grenzen ihrer Regenerationsfähigkeit gebracht. Die Lufthülle, die unseren Planeten umgibt ist dünn. Wenn wir so weitermachen wird der Sauerstoffgehalt noch schneller sinken und der CO_2-Anteil steigen. Wir vergiften die Böden und verschmutzen das Wasser. An den Mündungen großer Flüsse kann das heute sogar schon aus dem Weltall sichtbar gemacht werden. Wir sägen an dem Ast, auf dem wir sitzen. Wir wissen es zwar, doch wir beschwichtigen uns mit der Gewissheit, dass alles gar nicht so schlimm sei. Wieder so eine irre Logik. Doch die Realität wird uns einholen, wahrscheinlich schneller als wir glauben.

Es ist an der Zeit, dass wir unserem Planeten wieder etwas zurückgeben. Wenn wir überleben wollen, brauchen wir eine neue Vernunft im Umgang mit den materiellen Gütern und im Energieverbrauch. Wir müssen der Erde helfen, ihre Regenerationskraft wieder zu stärken. Jahrtausende haben Menschen die Wälder gerodet. Nun ist es an der Zeit, ein weltweites Wiederaufforstungsprogramm zu starten, vielleicht unter dem Motto „Jeder Baum zählt". Wenn wir die Bäume fällen konnten, dann können wir sie auch wieder pflanzen.

Wir brauchen dringend eine neue Vernunft im Umgang mit materiellen Gütern. Ist es vernünftig in jedem Supermarkt ausländische Butter anzubieten, wenn im engeren Umkreis genug produziert wird? Ist es vernünftig Getränke über hunderte von Kilometern zu karren, wenn sich in der Nähe genügend Hersteller befinden? Ist es vernünftig Äpfel aus dem Ausland zu importieren, wenn die eigene Ernte im Gang ist? Ist es vernünftig Wasser von den entferntesten Orten zu holen, wenn die eigenen Quellen vor der Haustür liegen? Uns würde nichts fehlen, unser Lebensstandard in keiner Weise beeinträchtigt. Was treibt uns nur zu solchen unvernünftigen Handlungen? Da fällt mir nur die Jagd nach Profit und die Weisheit der Cree-Indianer ein: „Erst wenn der letzte Baum gerodet, der letzte Fluss vergiftet, der letzte Fisch gefangen ist, werdet ihr feststellen, dass man Geld nicht essen kann."

Warum die soziale Marktwirtschaft überholt ist

Unsere gegenwärtige Wirtschaftsordnung hat sich ohne Zweifel über viele Jahre absolut bewährt. Sie sicherte einen immensen wirtschaftlichen Aufschwung und federte ihn für die sozial Schwachen so gut ab, dass sie zumindest vor der größten Not geschützt waren.

In der Wirtschaft galt und gilt das Prinzip der Maximierung des Gewinns und der Staat griff in dieses Prinzip nur an wenigen Stellen ein.

Heute stehen wir an einem Wendepunkt, ob wir das wahrhaben wollen oder nicht. Die ökonomischen Kräfte, die sich in den letzten Jahrzehnten entwickelten, sind so gewaltig, dass wir uns die Frage stellen müssen, wo das hinführt, wenn wir so weiterwirtschaften wie bisher. Die Antwort darauf ist auch ziemlich einhellig: In den Untergang. Wie kann das verhindert werden?

Die Antwort ist relativ simpel: Die sozialen Zügel, die wir bisher der Marktwirtschaft angelegt haben müssen ersetzt werden durch Zügel aus Vernunft und Ethik. Das gebietet uns die Gefahr unseres Untergangs und der würde alle Treffen: die Reichen und die Armen.

Durch den Staat müssen die gesetzlichen und steuerlichen, durch das Bildungswesen, die Medien, Kunst und Kultur die geistigen Weichen zu einer vernünftigen und ethischen Marktwirtschaft gestellt werden.

Vor allem muss die Gier begrenzt und beseitigt werden. Sie entspringt aus einem von Mangel und Angst geprägten Denken. Doch wer sich umschaut wird weder in der Natur, noch im gesellschaftlichen Leben unseres Landes einen wirklichen Mangel erkennen. Die Sonne liefert nach wie vor Energie im Überfluss, aus der alles Lebende schöpfen kann und unserem innovativen Denken sind keine Grenzen gesetzt. Unser Leben quillt über an materiellen Gütern. Wir leben in einem der reichsten Länder der Welt. Was wir als Mangel empfinden sind nur Verteilungsprobleme und künstlich erzeugte Probleme, die alle lösbar sind. Es gibt also keinen wirklichen Grund für Zukunfts- und Existenzängste. Alle Probleme, die wir haben sind mit den jetzt schon zur Verfügung stehenden materiellen Möglichkeiten lösbar. Zum ersten Mal in der Menschheitsgeschichte können wir den Menschen eine wirklich gesicherte Existenz auf allen Ebenen des Seins bieten. Wir brauchen nur die Einsicht und etwas Mut.

Warum Vollbeschäftigung ein unrealistisches Ziel darstellt

Vollbeschäftigung ist für jeden, der mit offenen Augen durch die Welt geht, eine Illusion. Im Gegenteil: Rationalisierung und Automatisierung reduzieren die Arbeitsplatzzahlen weiter. Deshalb wird die Computerisierung unserer Arbeitswelt oft in einem negativen Licht gesehen. Betrachtet man jedoch diese Entwicklung unvoreingenommen, so kommt man nicht umhin festzustellen, dass damit viele unattraktive Arbeiten durch Computer und Roboter erledigt werden. Dadurch erleichterten sich die Daseinsbedingungen der Menschen in den letzten Jahrzehnten ungemein. Es wurden Fortschritte in den Industrieländern erzielt, die früher nur in hunderten von Jahren denkbar waren.

Schon heute produziert nur noch ca. ein Drittel der Bevölkerung so viel, dass es für alle reicht und sogar noch eine gehörige Überproduktion entsteht. Auf eine Vollbeschäftigung umgerechnet würde das bedeuten, dass jeder nur noch ca. 15 Stunden pro Woche arbeiten müsste. Die restliche Zeit könnte er seiner Familie, der gesellschaftlichen oder Vereinsarbeit widmen. Die industriellen Kapazitäten Deutschlands sind so immens gestiegen, dass z. B. die deutsche Automobilindustrie ganz Afrika mit Autos versorgen könnte, wenn sie ihre Kapazitäten voll auslasten würde.

Auf der anderen Seite kämpfen Sportvereine darum, wie sie ihren Trainer im nächsten Jahr weiter finanzieren können. In den Schulen sitzen oft immer noch fast 30 Kinder in einer Klasse. Viele junge Frauen können sich ein Kind „nicht leisten". Die Pflege kranker und alter Menschen verkommt teilweise zu einer seelenlosen Industrie, weil diejenigen, die das aus ethischen Gründen übernehmen würden, irgendwo anders ein Arbeitseinkommen erzielen müssen, um sich über Wasser zu halten. Wir haben angeblich kein Geld für Oper, Theater und andere kulturell wertvoll Dinge.

Die Arbeitslosigkeit wird leider immer noch so dargestellt, dass es an den Betroffenen selbst liegt, dass sie keiner Erwerbsarbeit nachgehen. Es wird ihnen unterstellt, dass sie nicht Schritt gehalten hätten mit der Entwicklung, dass sie fehlerhafte Bewerbungen einreichen oder dass sie einfach zu faul oder zu träge seien. Wer jedoch die Realität genauer beleuchtet, wird sehr schnell feststellen, dass der Satz „Wer Arbeit wirklich will, bekommt auch welche." schon längst zum alten Eisen gehört. Das jetzige System schafft es nicht einmal mehr, den Jugendlichen eine vernünftige Perspektive zu bieten. Trotzdem steht man den Frustreaktionen der Jugend unverständlich gegenüber.

Wie viel Arroganz der Macht gehört eigentlich dazu, um Menschen in Deutschland mit einem Hartz-IV-Existenzminimum von 350 € abzuspeisen, wenn auf der anderen Seite Manager mit Millionenbezügen pro Jahr nach Hause gehen. Das hat nichts mehr mit Ethik und Moral zu tun, sondern einzig und allein mit Gier. Von den Führungskräften einer Gesellschaft sollte eine Vorbildwirkung und nicht eine derartige Verkommenheit an den Tag gelegt werden.

Dabei ist das ganze Problem ziemlich einfach lösbar und die Verantwortlichen kennen den Weg, sträuben sich jedoch dagegen, weil sie entweder nicht den Mut haben oder um ihre Macht fürchten oder einfach nur zu kurzsichtig sind.

Wenn wir die gesamten Sozialleistungen zusammenzählen, die in Deutschland an „Bedürftige" ausgezahlt werden, kommen wir schon heute auf einen Pro-Kopf-Betrag von ca. 850 €. Wenn man dazu noch bedenkt, wie viele Menschen dafür bezahlt werden, dass sie die Anträge bearbeiten und kontrollieren, ist es normalerweise eine logische Schlussfolgerung, dass es doch besser wäre das Geld einfach so, ohne Antrag, an die Menschen zu verteilen. Damit wären sie erst einmal abgesichert, könnten sich noch etwas dazuverdienen und den Rest der Zeit für sich und die Gesellschaft nutzen.

Ein wahrhafter Demokrat hat mit diesem Gedanken keine Probleme, da er weiß, dass eine wirkliche Demokratie auf die Leistungsbereitschaft und den Ideenreichtum der Menschen aufbaut und nicht auf Zwang und Druck. Leider scheinen die wenigsten dieses Gedankengut verinnerlicht zu haben. Wie anders ist es sonst zu erklären, dass immer wieder die gleichen Argumente gegen die Idee des bedingungslosen Grundeinkommens ins Feld geführt werden, die in der Feststellung gipfeln, dass die Menschen nicht mehr arbeiten, wenn sie ein Grundeinkommen erhalten und unsere Gesellschaft zusammenbrechen würde.

Doch es wird das ganze Gegenteil der Fall sein:

Unsere Gesellschaft wird garantiert zusammenbrechen, wenn wir weiter am Prinzip der Vollbeschäftigung festhalten. Voll automatisierte Betriebe werden Unmengen von Gütern produzieren. Auf der anderen Seite wird jedoch niemand mehr da sein, der diese Güter kaufen kann, da in den Betrieben kein Mensch mehr ein Einkommen erzielt. Dadurch steigt die Überproduktion weiter und die Armut wird im Verhältnis dazu immer größer und unerträglicher.

Die Menschen werden sich auch mit einem Grundeinkommen niemals auf die faule Haut legen, weil das nicht ihrer Natur entspricht. Der Mensch ist ein aktives Wesen. Er will etwas tun, gebraucht werden, sich nützlich machen, von anderen geachtet werden. Wie vielen Arbeitssuchenden fällt „die Decke auf den Kopf". Sie nehmen sogar mit den 1-Euro-Jobs unbezahlte Arbeit in Kauf, nur um diesem Zustand zu entfliehen. Auf der anderen Seite gäbe es mit dem bedingungslosen Grundeinkommen auch keine Ausrede mehr, um das Nichtstun zu bemänteln. Jeder könnte aus freien Stücken seinen Beitrag leisten, zu dem er sich berufen fühlt. Junge Menschen hätten ohne Existenzangst Zeit, sich auszuprobieren, um den Platz in unserer Gesellschaft zu finden, an dem sie sich wohl fühlen und das Beste leisten können. Sie könnten Familien gründen, wenn die Liebe es gebietet und nicht das Geld. Oh welch herrlich frischer Wind würde durch unser Land wehen. Alles käme wieder in Bewegung, die Menschen wären wirklich frei und Gestalter ihres Lebens. Die gewaltigen positiven Effekte, die daraus entstehen könnten, kann sich wahrscheinlich noch keiner wirklich vorstellen.

Die Gegner des Grundeinkommens wollen oder können nicht sehen, welche traumhaften Perspektiven diese Idee für die weitere Entwicklung unserer Gesellschaft beinhaltet. Es gäbe weder Arbeitslose noch Rentner. Jeder könnte selbst entscheiden wie viel und wie lange er arbeiten will. Es würde wieder ein Arbeitsmarkt entstehen, der diesen Namen wirklich verdient, wo auf Augenhöhe verhandelt wird und jede der beiden Seiten Nein sagen kann, ohne Nachteile befürchten zu müssen. Die Unternehmer hätten nur die Mitarbeiter um sich, die auch wirklich bei ihnen arbeiten wollen und könnten sich ohne Gewissensbisse von ihnen trennen, wenn die ökonomische Situation es erfordert. Die letzten Bremsen für eine weitere ungehinderte Automatisierung würden gelöst. In kurzer Zeit würden solche schweren und monotonen Arbeiten wie die einer Kassiererin von Automaten übernommen und niemand würde sich mehr darüber ärgern.

Natürlich würden dabei auch viele neue Probleme auftauchen. Doch im Gegensatz zu den heutigen, die ohne das Grundeinkommen unlösbar erscheinen, fände sich für sie immer ein gangbarer Weg. Schmutzige und schwere Arbeiten müssten ungleich höher bezahlt werden. Sie würden dadurch im gesellschaftlichen Ansehen steigen und für die Unternehmen lohnt es sich dann mehr, über eine Automatisierungslösung nachzudenken.

Auch einer oft befürchteten Einwanderungswelle könnte begegnet werden, indem das Grundeinkommen für ausländische Mitbürger z. B. gestaffelt nach Aufenthaltsdauer anteilig gezahlt wird. Darüber hinaus sollten wir nicht vergessen, dass es in anderen Ländern viele kluge und oft auch klügere Köpfe gibt. Die Idee des bedingungslosen Grundeinkommens wird nicht nur in Deutschland diskutiert. Im Gegenteil, in vielen anderen Ländern sind die Diskussionen schon viel weiter und wenn wir nicht aufpassen, werden wir vielleicht wieder einmal den Anschluss verpassen und wie so oft hinterherhinken. Dabei hätte Deutschland alle Voraussetzungen für eine Vorreiterrolle. Es fehlt nur an Mut und Entschlossenheit bei den Entscheidungsträgern. Viele reden lieber um den heißen Brei herum, anstatt etwas zu tun.

Die Idee des bedingungslosen Grundeinkommens ist schon ziemlich alt. Doch bisher galt sie stets als eine Utopie, weil einfach die ökonomischen Voraussetzungen fehlten. Doch die sind hier und heute gegeben. Beispielrechnungen erzielen schon Werte bis 1400 €, die monatlich an jeden ausgezahlt werden könnten. Warum also nicht mit 100 € beginnen und dann jährlich um weitere 100 € steigern. So hätten alle Zeit, sich mit dieser Idee auseinanderzusetzen. Im dritten Jahr könnten wir die Kindergeldzahlungen einstellen, im Vierten gehört Hartz IV der Vergangenheit an usw. So könnte sich der Staat Schritt für Schritt verkleinern bzw. anderen wichtigen Aufgaben zuwenden und die notwendigen gesellschaftlichen und gesetzlichen Anpassungen könnten Schritt für Schritt vorgenommen werden.

Die Anhängerschar für ein bedingungsloses Grundeinkommen wächst ständig. An der Spitze steht in Deutschland Dr. Götz W. Werner, der Chef der DM-Drogeriemarktkette. Sein Buch über das bedingungslose Grundeinkommen hat mich sehr bewegt und inspiriert.

Warum wir nur eine einzige Steuer brauchen

In seinem Buch über das bedingungslose Grundeinkommen stellt Götz W. Werner auch das bestehende Steuersystem in Frage. Seinen Argumenten kann ich mich nur anschließen.

Alle sind sich darüber einig, dass Deutschlands Steuerrecht eines der kompliziertesten in der Welt ist. Leider sind bisher alle Versuche, das zu ändern nach hinten losgegangen. Dabei ist die Lösung total einfach. Natürlich kann sie nicht darin bestehen, die Steuern abzuschaffen. Die Mittel, die wir für die Befriedigung unserer kollektiven Bedürfnisse benötigen, können im marktwirtschaftlichen System nur über Steuern zusammengebracht werden. Das ist unstrittig.

Oberflächlich betrachtet könnte man glauben, dass z. B. der Gewerbetreibende die Einkommensteuer aufzubringen habe. Doch das ist falsch. Er muss das, was er an das Finanzamt abzuführen hat, wie alle anderen erwirtschaften. Und damit trägt in letzter Instanz auch diese Steuer der Endverbraucher, denn er findet sie wieder in den Preisen der Produkte, die er kauft.

Das fatale an vielen Steuern ist dabei noch, dass sie die Arbeit und damit die Produkte auch im Export unnötig verteuern. So zahlt z. B. ein ausländischer Kunde auch einen Teil der Lohnsteuer für deutsche Arbeitnehmer mit, denn die ist ja im Preis auch enthalten. Unsere Steuern schwächen also die Exportkraft unseres Landes.

Wenn alle Steuern in letzter Konsequenz der Endverbraucher zu tragen hat, dann wäre es doch viel einfacher sie Schritt für Schritt abzuschaffen und im gleichen Atemzug die Mehrwertsteuer anzuheben.

Jeder Mensch muss konsumieren, wenn er existieren will. Dadurch würde also jeder seinen Beitrag zur Finanzierung des Gemeinwesens leisten, ob er will oder nicht. Diejenigen, die mehr kaufen, zahlen mehr Steuern als die anderen. Das ist nur gerecht.

Nach Schätzungen von Götz W. Werner würde sich die Mehrwertsteuer auf ca. 50 % erhöhen. Da jedoch auf der anderen Seite die anderen Steuern wegfallen, würden die Preise ungefähr gleich bleiben. Auch das müsste natürlich in mehreren Jahresschritten erfolgen.

Im Export würden sich die deutschen Produkte jedoch wesentlich verbilligen und ausländische Produkte würden teurer. Damit könnten viele Produkte wieder selbst in Deutschland hergestellt werden. Die gewaltigen Transportaufwendungen würden sich verringern und damit sogar ein Beitrag zur Entlastung unserer Umwelt so ganz nebenbei erreicht.

Warum wir die falschen Computer in unsere Schulen stellen

In unseren Schulen haben die Computer in breiter Front Einzug gehalten. Die Effekte für die Informatikausbildung und die so genannte Medienkompetenz sind unübersehbar. Auch Auswirkungen auf die anderen Fächer gibt es, jedoch ist diese Wirkung gegenwärtig noch gering. Die Gründe liegen klar auf der Hand: Oft reichen die Computerkapazitäten gerade für den Informatikunterricht. Für den Einsatz in anderen Fächern steht häufig nur eine geringe Stundenanzahl zur Verfügung. Dazu kommt noch, dass für die Nutzung der PC-Kabinette in anderen Fächern in vielen Fällen großer Vorbereitungsaufwand und viel Organisation erforderlich sind. Die Lehrer sind dafür zu wenig ausgebildet und viele Lernprogramme eignen sich nicht für den effektiven Einsatz im Unterricht. Sie sind verspielt und nicht mit dem Unterrichtsinhalt synchronisierbar. So geht manche Unterrichtsstunde mit einem geringeren Lernerfolg zu Ende als mit herkömmlichen Methoden. Ja mehr noch: In manchen Unterrichtsstunden hat das so genannte Lernen am PC reine Alibifunktion. Woran liegt das?

Wir haben eine Büromaschine in die Schulen gestellt und erwarten nun davon Lernerfolge. Dabei wurde jedoch nicht bedacht, dass der PC für Büroarbeiten und nicht für das Lernen konzipiert wurde. Um mit ihm arbeiten zu können, werden u. a. Grundkenntnisse im Umgang mit der Tastatur, der Maus, der Dateiverwaltung, dem Betriebssystem benötigt. Lernsoftware muss erst umständlich installiert werden. Viele Zugriffe sind mit Berechtigungen versehen und mit Passwörtern geschützt. Das führt dazu, dass sich die Mitarbeiter in unseren Schulen mehr um seine Bedienung kümmern müssen als um die inhaltlichen Fragen und Lernziele, um die es eigentlich gehen soll. Will ein Lehrer mit dem Computer arbeiten, muss er sich erst einmal die Zeit im PC-Kabinett erkämpfen. Hat er die, gilt es, die geeignete Software ausfindig zu machen und zu installieren. Das ist oft mit harten Kämpfen und großen Schwierigkeiten verbunden, denn in den meisten Schulen wurden Netzwerke installiert, die die Sicherheit so manches Unternehmens übertreffen. Für jede kleine Installation werden Administratorrechte und oft auch überdurchschnittliche Netzwerkkenntnisse benötigt. Darüber hinaus sind die Geräte viel zu instabil in ihrer Nutzung. Fehlfunktionen und Systemabstürze haben nicht selten zur Folge, dass wertvolle Unterrichtszeit vergeudet werden muss. Häufig führt das dazu, dass auch engagierte Lehrkräfte ihr Vorhaben frustriert aufgeben. Das gegenwärtig installierte System an unseren Schulen lässt es kaum zu, dass mit den Computern im Unterricht flexibel gearbeitet werden kann und so werden die gewaltigen Möglichkeiten der Computertechnik für die Lernarbeit nicht einmal zu einem Bruchteil ausgenutzt.

Die Lösung des Problems liegt für jeden sofort auf der Hand, der sich vom Dogma des Einsatzes von Personalcomputern oder Laptops löst. Stellen wir nicht mehr die Technik in den Mittelpunkt unserer Überlegungen, sondern ihre Möglichkeiten. Wie würde dann ein Unterricht aussehen?

Die Schüler kommen mit einer leichten Umhängetasche in die Schule. Die Zeit der überschweren Schultaschen ist ein für allemal vorbei. Schulbücher gibt es nicht mehr und auf Papier wird immer weniger geschrieben. Der Kopierer wird von den Lehrern nicht mehr beachtet. Die Stapel von Arbeitsblättern gehören endgültig der Vergangenheit an.

Beim Betreten des Klassenraums schieben die Kinder und Jugendlichen ihren Schülercomputer in die Fächer der Dockingstation, die mit dem Stromnetz verbunden ist und die kleinen Geräte wieder auflädt bis der Unterricht beginnt. Das wiederholt sich in jeder Pause.

Wenn der Lehrer den Klassenraum betritt, schiebt er seinen Lehrerrechner in das oberste Schubfach der Dockingstation. Während er die Schüler begrüßt und sie mit den Zielen des Unterrichts vertraut macht, werden die Unterrichtsinhalte vom Lehrerrechner auf die Schülerrechner übertragen.

Nachdem die grünen Kontrollleuchten das Ende der Datenübertragung signalisiert haben, holen sich die Schüler und der Lehrer ihre Rechner und die Lernarbeit kann starten. Für die Stoffeinführung hat der Lehrer eine übersichtliche Grafik, mehrere Animationen und einen kleinen Film vorbereitet. Er setzt sie in seinem Lehrervortrag so ein, dass seine Worte durch die Texte, Bilder, Animationen und Filme einprägsam veranschaulicht werden. Für die Niederschrift hat er einen Lückentext vorbereitet, den die Schüler unter seiner Anleitung handschriftlich ausfüllen. Dazu benutzen sie den ergonomisch geformten Stift ihres Schülercomputers und schreiben auf der Bildschirmoberfläche, die die gleiche Beschaffenheit wie Papier aufweist.

Um das Gelernte zu festigen und anzuwenden, hat der Lehrer für den Übungsteil mehrere Inhalte vorbereitet, die verschiedene Schwierigkeitsgrade bereithalten. Dadurch wird zum ersten Mal in der Schulgeschichte gesichert, dass es keine Über- und Unterforderung mehr gibt. Alle Schüler nutzen die Übungszeit intensiv und für jeden springt der Lernfortschritt heraus, der für ihn möglich ist. So übt jeder Schüler für sich das Zuordnen von Teilen, das verstehende Lesen, Mathe-Aufgaben aller Art u. v. a.

Am Ende der Stunde übergeben wieder alle die Computer an die Dockingstation. Dabei werden die Übungsergebnisse und Leistungsprotokolle jedes Schülers an den Lehrercomputer übertragen. Damit hat der Lehrer nicht nur einen absolut genauen Leistungsnachweis, sondern auch die Anwesenheit festgehalten.

Im Lehrerzimmer werden die Daten des Lehrercomputers auf dem Server gesichert, Mitteilungen der Schulleitung und von anderen Kollegen, der aktuelle Stundenplan und die aktuellste Version der Software auf den Lehrercomputer übertragen. Die Dockingstation des Lehrerzimmers hat dafür neben dem Stromanschluss einen Netzwerkanschluss, der sie mit dem Server und dem Internet verbindet. Der Lehrer braucht dafür keinerlei Kenntnisse. Alles läuft vollautomatisch ab.

Der Computer ist der ständige Begleiter des Schülers und später Auszubildenden oder Studenten. Er ist und bleibt jedoch Mittel zum Zweck, ergänzt und ersetzt die Lehr- und Lernmethoden, die durch ihn in einer neuen Qualität ungleich effektiver eingesetzt werden können. Das Lehrbuch von heute wird durch ihn zum multimedialen Lernbegleiter mit Texten, Animationen, Sounds und Filmen, die in ihren Inhalten mit ihm wachsen, die sofort mit ihm in Dialog treten, ihn zum Üben und Lernen animieren.

Hausaufgaben sind nicht mehr nötig, denn die Zeit im Unterricht genügt vollkommen, um den Lernstoff so gut zu vermitteln, dass er sicher beherrscht wird. Ja mehr noch: Es bleibt noch viel mehr Zeit für ein fröhliches Kinder- und Jugendleben. Eltern müssen nicht mehr als Hilfslehrer das nachholen oder für teures Geld nachholen lassen, was im Unterricht nicht geschafft wurde und können sich besser der Gestaltung eines harmonischen Familienlebens widmen.

Wer nun glaubt, diese Computer gäbe es noch nicht, der irrt sich. Die Technik ist schon lange vorhanden und ausgereift. Diese Computer gibt es in unterschiedlichen Größen und sogar für den härtesten Einsatz in der Bundeswehr oder im Outdoor-Bereich. Sie werden zz. als Pocket- oder Tablet-PCs bezeichnet und führen leider nur ein Schattendasein. Sie haben einen Touchscreen, auf dem Eingaben direkt vorgenommen werden können. Nur in Ausnahmefällen benötigen sie eine Maus oder Tastatur. Sie könnten in jedem Klassenzimmer eingesetzt werden und sind in wenigen Sekunden einsatzbereit. Für die Lernarbeit wären sie die ideale Lösung. Statt in Lehrbücher und Arbeitsblätter sollten wir lieber in diese Richtung investieren. Vom ersten bis zum letzten Schultag könnten diese Computer den Lernenden begleiten – am besten als sein persönliches Eigentum. Dafür müsste der Lerncomputer natürlich robust sein mit Gummikanten, wassergeschützt und einem strapazierfähigen Touchscreen in A5 oder A4-Größe, der mit einer auswechselbaren Schutzfolie beklebt werden kann, die in ihrer Oberflächenbeschaffenheit dem Papier nahe kommt. Der dazugehörige Stift sollte das Handling eines normalen Schreibgerätes haben. Damit würde die Schiefertafel wieder in digitaler Qualität in die Schulen zurückkehren. Der Umgang mit diesen Computern erfordert keinerlei besonderes Wissen. Eine gut durchdachte Software vorausgesetzt, arbeitet der Nutzer damit genauso weiter wie mit Papier und Stift. Er benötigt keinerlei Zusatzfähigkeiten wie z. B. den Umgang mit Tastatur und Maus.

Die Software ist so gestaltet, dass dem Lehrer für alle grundlegenden Methoden der Wissensvermittlung und der Übungen Programmteile zur Verfügung stehen. In der Unterrichtsvorbereitung wählt er die Methode, sucht dann den dazugehörigen Inhalt oder gibt ihn selbst ein und passt die Funktionsweise des Programms seinen Vorstellungen an. Danach kann er diesen vorbereiteten Unterrichtsteil einer Klasse und sogar einzelnen Schülern zuordnen. Damit werden die Inhalte der Synchronisation für die einzelnen Stunden vorbereitet. Darüber hinaus kann er durch das Setzen eines Häkchens bestimmen, ob dieser Inhalt dem Schüler für das häusliche Üben freigegeben wird.

Auf den Schülerrechnern befinden sich also genau die Lerninhalte, die die Lehrer übertragen haben. Die Schüler können jederzeit die freigegebenen Übungsinhalte nutzen und ihre Schreibarbeiten am Schülercomputer erledigen. Sie haben jedoch nicht das Recht, eigene Daten zu überspielen. Der Schülercomputer ist einzig und allein für die schulischen Belange einsetzbar. Er verfügt deshalb nur über die Schnittstelle der Dockingstation, einer Kopfhörerbuchse und einem besonderen Anschluss für eine Datenkarte, mit dem die Synchronisation mit dem Lehrerrechner durchgeführt werden kann, wenn keine Dockingstation zur Verfügung steht wie das z. B. bei Wandertagen und auf Exkursionen der Fall ist oder wenn ein Schüler krank ist und die Aufgaben nach Hause geschickt bekommt. Damit wird die zweckentfremdete Nutzung unterbunden und auch dem unehrlichen Arbeiten ein Riegel vorgeschoben.

Serverbasierte Anwendungen sind aus mehreren Gründen nicht zweckmäßig: Neben dem großen technischen Aufwand für die Vernetzung ist eine Serverabhängigkeit ganzer Klassen auch aus weiterer Gründen nicht sinnvoll: Wenn der Server ausfällt, ist der gesamte Unterricht der Schule gefährdet. Darüber hinaus würde er ein weiteres Üben außerhalb der Schule nicht ermöglichen. Die Schüler sollen aber mit ihren Lerncomputern auch zu Hause, auf Exkursionen und Wandertagen arbeiten können. Zum zweiten ist der Ersatz von defekten Geräten usw. schnell und unkompliziert möglich. Der Schüler gibt seine persönlichen Angaben wieder in den neuen Computer ein und bekommt danach Fach für Fach seinen aktuellen Lerninhalt wieder überspielt und schon kann es weiter gehen.

Die Lehrercomputer werden durch ein Passwort geschützt und zusätzlich mit einem Hardware-Schutz über eine Datenkarte versehen, auf dem auch gleichzeitig die wichtigsten gegenwärtigen Einstellungen gesichert werden. Im Falle eines Defektes kann der Lehrer mit seiner Datenkarte sofort einen anderen Lehrercomputer aktivieren und mit Hilfe der Datensicherung vom Server wieder herstellen.

Eine entsprechende ständige Datensicherung der Serverdaten vorausgesetzt können viele Schreibarbeiten vermieden und die Klassenbücher abgeschafft werden. Es gäbe kein einziges vernünftiges Argument mehr, das ihre weitere Existenz in der heutigen Form begründen könnte.

Mit der Inbetriebnahme werden Namen und Adresse des Schülers in den SC eingegeben und ständig angezeigt. Damit wird gesichert, dass auch jeder Schüler mit seinem eigenen SC arbeitet. Die eingegebenen Daten werden automatisch an den Lehrercomputer übertragen. Damit hat jeder Lehrer auch sofort eine Klassenliste und die Lernprotokolle. Natürlich erhalten über die Synchronisation auch die Schulleitung die Schülerdaten und die Klassenleiter die für sie notwendigen Informationen. Zieht ein Schüler um, ändert er seine Adresse im SC und nach einer Passwortbestätigung durch einen Lehrer aktualisieren sich auch alle anderen Datenbestände.

Die Kinder und Jugendlichen werden diese Innovation mit Begeisterung annehmen, weil sie die logische Erweiterung ihrer aktuellen Erfahrungswelt aus Handy, heimischem PC und Spielekonsolen darstellt. Sie werden zwar schnell merken, dass auch mit der neuen Technik keine Erfolge ohne Anstrengungen zu erreichen sind. Die besseren Lernergebnisse und individuelleren Lerninhalte werden aber garantieren, dass ihre Lernmotivation ungleich höher bleibt als heute. Mit Sicherheit werden wir so manche attestierte Lernschwäche wie ADS, LRS wieder streichen können. Durch die Möglichkeiten der individuellen Förderung mit unendlich vielen Wiederholungen und Schwierigkeitsabstufungen könnten auch die Lernergebnisse in den Förderschulen wesentlich verbessert werden.

Auch die Eltern werden dieser Innovation aufgeschlossen gegenüber stehen, sobald sie merken, welche gewaltigen Erleichterungen auch auf sie zukommen. Angefangen mit dem Stress der notwendigen Besorgungen der Materialien, über die umfangreichen Kontrollaufgaben bis hin zum Wegfall ihrer Rolle als Hilfslehrer für im Unterricht nicht ausreichend vermittelten Stoff, reichen die Vorteile.

Die Lehrer werden nach anfänglicher Skepsis mit wachsender Begeisterung reagieren, wenn sie merken wie diese Technik ihre Arbeit erleichtert, frischen Wind in den Unterrichtsalltag bringt und am Ende wesentlich bessere Lernergebnisse verbucht werden können.

Wirtschaftlich negative Auswirkungen müssten alle privaten Nachhilfeunternehmen verkraften. Auch die Schulbuchverlage müssten völlig umdenken. Ihr Potential wäre jedoch für die Softwareentwicklung äußerst wertvoll. Durch die Serienproduktion der Geräte in relativ hoher Stückzahl würde sich sicher der Preis bis auf ca. 500 € oder noch weniger reduzieren. Wenn man bedenkt, welche Kosten auf der anderen Seite für Lehrbücher, Arbeitshefte und Kopien im Laufe der Schuljahre eingespart werden, ist das auf jeden Fall finanzierbar.

Die Attraktivität der öffentlichen Schulen würde gewaltig wachsen. Mit der Einführung der neuen Technik würden Strukturen aufgebrochen und alle würden davon profitieren. Der Ruf der Schule und der Lehrer würde sich drastisch verbessern.

Die abzuzeichnenden Effekte auf unsere Gesellschaft kann man nur erahnen. Sie hätten positive Auswirkungen auf alle Bereiche. Vielleicht würden sich diese Lerncomputer zu lebenslangen Begleitern entwickeln, die auch in der Erwachsenenqualifizierung und beruflichen Weiterbildung zum Einsatz kommen.

In einem Punkt bin ich mir auf jeden Fall sicher: Damit würde Deutschland weltweit einen Meilenstein setzen, der unser Land wieder ganz nach vorn in die Reihen der innovativsten und bildungspolitisch erfolgreichsten Länder katapultiert.

Warum alle Lehrer freiberuflich tätig sein sollten

In meiner Gesellschaft würden Ärzte Staatsdiener und Lehrer Freiberufler. Die Ärzte müssten dann nicht mehr ihr Einkommen aus der Krankheit der Menschen beziehen und hätten damit ein objektives Interesse, ihr Patienten dauerhaft gesund zu machen.

Bei den Lehrern sieht das ganz anders aus: Als Staatsdiener sitzen sie heute viel zu fest im Sattel der Arbeitswelt. Aus dieser Position können sie sich Verhaltensweisen herausnehmen, die ihnen als freiberuflich tätige Lehrkräfte niemals in den Sinn kämen.

Das ist einer der Hauptgründe dafür, warum es an Privatschulen besser funktioniert. Nun liegt es mir natürlich fern, allen meinen Berufskollegen zu unterstellen, sie würden ohne bzw. mit zu geringer Moral und Ethik handeln. Ich weiß, dass die meisten mit großem Einsatz tätig sind und ihren Beruf wirklich als Berufung ansehen. Doch gerade diese Kolleginnen und Kollegen werden mir zustimmen, denn sie leiden mit den Kindern, wenn ein anderer Lehrer unqualifiziert mit ihnen umspringt, Machtspielchen einsetzt, um seine Autorität zu sichern, Zensuren als Druckmittel benutzt, sich im Ton vergreift, beleidigt und erniedrigt. In diesen Momenten spüren alle, dass es zu wenige Mittel zum Eingreifen gibt.

Würden Lehrer freiberuflich tätig sein, hätten sie auch den Vorteil selbst bestimmen zu können, wann und wie lange sie arbeiten wollen. Darüber hinaus könnten sie jederzeit die Schule wechseln, ohne Begründung und Bürokratie. Auf diese Art und Weise entstünde wieder ein gesunder Wettbewerb, dessen Nutznießer die Kinder wären.

Bei der Auswahl der Lehramtsstudenten würde ich die Zugangsanforderungen wesentlich verschärfen. Es kann nicht sein, dass an den Hochschulen das Lehramt als minderwertig angesehen wird. Das ist jedoch leider gegenwärtig häufig der Fall. Diejenigen, denen wir das wertvollste Gut der Gesellschaft anvertrauen, müssen erfüllt sein von einer unerschütterlichen Menschenliebe und hoher Moral und Ethik. Fachliche Kenntnisse kann man sich aneignen, den Charakter jedoch kaum ändern. Deshalb wäre ich dafür, nur den besten und integersten Diplomanten den pädagogischen Abschluss als Zusatzqualifikation nach einem strengen Auswahlverfahren zu ermöglichen.

Die größten Denkirrtümer

Warum die meisten Menschen nicht vernunft-begabt handeln

Es wird immer wieder behauptet, der Mensch sei vernunftbegabt. Wenn ich mich so umschaue, regen sich da doch einige Zweifel. Ist es vernünftig, immer wieder zu viel zu essen, obwohl der Mensch schon übergewichtig ist? Ist es vernünftig zu rauchen, obwohl jeder weiß, wie wichtig die Atmung ist? Ist es vernünftig, sich zum wiederholten Male so stark zu betrinken, obwohl man weiß, dass der Katzenjammer am nächsten Tag folgt? Ist es vernünftig, so große Mengen an Süßigkeiten wiederholt in sich reinzustopfen, obwohl jeder weiß, dass das ungesund ist?

Diese Aufzählung ließe sich noch ellenlang fortsetzen. Die unvernünftigen Handlungen sind tagtäglich unübersehbar. Nun stellt sich natürlich die Frage, woher diese Unvernunft kommt. Am Ende kann man es drehen und wenden, es ist immer die Sucht bzw. eine Abhängigkeit, die uns zu solchen Handlungen treibt. Fast alle Menschen in der modernen hochentwickelten Gesellschaft sind in unterschiedlicher Ausprägung süchtig. Sie bekommen körperliche und/oder psychische Entzugserscheinungen, wenn sie ihren Kaffee, ihre tägliche Ration Süßigkeiten, Chips, Alkohol und Nikotin nicht bekommen.

Immer wieder werde ich mit der Frage konfrontiert, dass ich doch gar nichts mehr zum Genießen hätte, wenn ich auf all diese Dinge verzichte. Doch, was ist das für ein Genuss. Er dauert nur Sekunden oder Minuten und führt letztendlich zum Leid. Für mich ist der wahre Genuss, dass ich mich erfreuen kann an einem wunderbar funktionierenden Körper, ein Leben ohne Kopfschmerzen, Verdauungsbeschwerden, Medikamente, Müdigkeit, Abgeschlagenheit, Abhängigkeit von irgendwelchen Genussmitteln. Ein Leben im Einklang mit der Natur und allen anderen Lebewesen, die ich nicht mehr verletzen und töten muss, um mich zu ernähren. Und eine reife Frucht bietet mir mindestens den gleichen Genuss, den mir früher vielleicht ein Steak bereitete und das ohne negative Folgen und Gewissensbisse, die ich jetzt natürlich hätte.

Viele Menschen belächeln mich. Sie glauben nicht, dass es sie auch trifft. Doch mit einer eisernen Konsequenz wird es jeden treffen, der gegen die Naturgesetze verstößt. Schauen wir in die Wartezimmer der Ärzte. Dort wird der Beweis geliefert. Für die Menschen von heute ist Krankheit etwas ganz Normales. Das geht sogar schon soweit, dass man unruhig wird, wenn ein Kind die eine oder andere Kinderkrankheit nicht bekommt. Welch eine Dummheit! In der Natur ist die Gesundheit der absolute Normalzustand. Ein Mensch, der von seiner Geburt an "artgerecht" lebt und sich ernährt wird nicht krank und stirbt mit weit über hundert an Altersschwäche. Es sei denn, die vorhergehenden Generationen haben ihm so viel "Müll" mit auf dem Weg gegeben, dass er schon stark belastet auf die Welt kommt.

Jeder kleine Schritt hin zu einer gesünderen Lebensweise wird vom Körper honoriert. So fängt er z. B. sofort an, verstärkt Giftstoffe auszuscheiden, wenn mal ein paar Tage auf die Schlemmerei verzichtet wird. Dieses "Reinemachen" verursacht auch manchmal ein paar kleine Beschwerden, die von vielen leider falsch gedeutet werden. Wer durchhält wird belohnt mit einer neuen Stufe der Leistungsfähigkeit und des Wohlfühlens.

Warum also nicht im Spätsommer und Frühherbst ein 6- bis 8-wöchige Rohkostphase einlegen? In dieser Zeit ist das Obst- und Gemüseangebot sehr üppig und die Temperaturen sind auch noch meist im angenehmen Bereich. Für viele Menschen wäre das sicher die bessere Fastenkur.

Warum Stress nicht immer gefährlich ist

Es ist völlig unstrittig, dass das Leben der meisten Menschen viel zu hektisch ist. Das hat sogar schon zur neuesten Wortschöpfung – der sogenannten „Entschleunigung" geführt. Doch leider wird das zu oft als Alibi für ein Verhalten in die falsche Richtung verstanden. So enden viele als „Couchpotato" vor dem Fernseher oder in einer anderen inaktiven Faulenzerei. Natürlich habe ich nichts gegen einen Fernsehabend oder absoluten Gammeltag. Das brauche auch ich ab und zu. Doch der Mensch ist und bleibt ein aktives Wesen.

Ungesunde Hektik und Stress zeichnen sich vor allem dadurch aus, dass unsere Aktivitäten und Zeitpläne fremdbestimmt werden, wir in Abhängigkeiten geraten, die wir nicht mehr selbst steuern können. Doch das lösen wir nicht, indem wir ins Nichtstun und in Passivität zurücksinken. Der Mensch braucht Stress, aber den, bei dem er sich wohl fühlt, in den er sich mit seinen Interessen und seiner Arbeitsfreude wiederfindet.

Der Gradmesser sind auch dafür unsere Gefühle. Immer dann, wenn sie in die negative Skala abgleiten, ist Stress auch eine Gesundheitsgefährdung. Wenn es uns jedoch gelingt, dass die positiven Gefühle die Oberhand behalten, wird uns auch der Stress kaum etwas anhaben können, wenn wir nicht in der Sucht enden, denn die lauert auch hier.

Warum viele Menschen ihre Ziele nicht erreichen?

Die meisten Menschen glauben an Zufälle und das Schicksal. Sie sehen nicht, dass sie selbst es sind, die ihr Leben gestalten. Ihre Gedanken kreisen oft mehr um die Dinge, die sie nicht wollen als um die, die sie anstreben. Sie überlassen auch ihr Gefühlsleben ungesteuert dem freien Lauf und glauben, dass sie daran nichts ändern können.

Nur wenige wissen wirklich, dass wir mit den Gedanken und Gefühlen von heute unser Leben von morgen schaffen. Unsere heutigen Lebensverhältnisse sind das Ergebnis unserer früheren Gedanken, denn unsere Handlungen entspringen aus ihnen.

Wenn das so ist, dann erschaffen wir also mit unseren heutigen Gedanken unsere Zukunft. Leider sind nur wenige Menschen wirklich Herr ihres eigenen Lebenslaufes. Die meisten lassen sich zuerst von ihren Eltern und Lehrern und später von den daraus resultierenden Gelegenheiten durch das Leben treiben. Nur wenige haben wirkliche Visionen und Ziele. Die meisten haben nur Wünsche. Das Ziel unterscheidet sich vom Wunsch durch seine Machbarkeit und Planbarkeit. Es ist messbar und erlebbar. Wer sich ein Ziel stellt, glaubt mit ganzem Herzen daran, dass er es auch erreichen wird. Wünsche sind träumerisch und oft unrealistisch. Deshalb führen sie auch nicht zu den richtigen Handlungen. Wirkliche Ziele haben immer die Tat zur Folge, denn nur dadurch können sie erreicht werden.

Auch dabei entscheiden unsere Gefühle über Erfolg oder Misserfolg. Wer mit Begeisterung an seine Sache glaubt und sich dabei richtig gut fühlt, wird seine Ziele eher erreichen als einer, der zweifelt und verbissen zu Werke geht.

Wer sich am Anfang des Weges schon so fühlt, als wäre er schon am Ziel, wird es auch erreichen.

Oft ist vielen nicht klar wie sie ihr Ziel erreichen können. Daraus schlussfolgern sie, dass es für sie nicht erreichbar ist. Das ist meiner Meinung nach ein ziemlich fataler Fehler. Wo ein Wille ist, ist auch ein Weg und der wird sich finden. Man muss nur genügend Selbstvertrauen und Ausdauer haben. Wer sich von einem leichten Gegenwind gleich von seinem Ziel abbringen lässt, ist nicht genug beseelt von seiner Sache, nicht überzeugt genug.

Warum sich auch das verwirklicht, was wir nicht wollen?

Unser Unterbewusstsein setzt unsere vorherrschenden Gedanken in die Tat um. Es kann nicht unterscheiden, ob wir es wollen oder nicht wollen. Aus dieser Sicht betrachtet ist es also ein gewaltiger Unterschied, ob wir denken „Ich will nicht krank werden." oder „Ich will gesund bleiben". Das erste öffnet die geistige Tür für eine neue Krankheit, das zweite verschließt sie.

„Jammern füllt keine Kammern". Es führt nur zu noch mehr Elend. Eine positive Grundstimmung und –haltung führt eher zum Erfolg als die verbissene Analyse des Negativen.

Aus dieser Sicht betrachtet sind auch alle Gedanken über Krieg, Terrorismus, Kinderschänder, Mörder, Armut, Gewalt, Artensterben, Treibhauseffekt, Krankheiten, Hunger usw. kontraproduktiv. Denken wir lieber an Frieden, Liebe, gesunde und ausreichende Ernährung, Gesundheit, Hilfsbereitschaft, die Kraft und Schönheit der Natur. Kultivieren wir unsere Erfolge und nicht die Missstände. Denken und glauben wir unerschütterlich an das Gute, dann wird es sich auch in unserem Leben manifestieren.

Leider sind uns dabei die Medien nur wenig hilfreich. Sie stürzen sich wie die Aasgeier auf die Katastrophen und schlachten sie aus. Damit sind sie mitverantwortlich, dass die nächsten Unglücksfälle entstehen. Sie erzeugen ein Denken, das von Sorgen und negativen Gedanken beherrscht wird. Das fängt oft schon beim Wetterbericht an und endet beim letzten Bombenattentat.

Wenn es Sie wirklich bekümmert, dass Kinder in Afrika hungern müssen, dann übernehmen Sie eine Patenschaft. Sie fühlen sich dadurch gut, weil Sie wirklich helfen. Die negativen Informationen, auf die Sie jedoch keinen Einfluss haben, nehmen sie mitfühlend zur Kenntnis, lassen es jedoch nicht zu, dass sie Ihre innere Ausgeglichenheit, Ihren Optimismus, Ihren Glauben an das Gute und Ihre Hoffnung auch nur im geringsten beeinträchtigen.

Seien Sie also nie gegen etwas, sondern immer nur für eine Sache. Bekämpfen Sie nichts, sondern fördern Sie das Gute. Kultivieren Sie Ihre positiven Gedanken, denn sie erzeugen Ihre positiven Gefühle und führen Sie sicher durch das Leben.

Aus negativen Gedanken entsteht Angst, aus positiven Zuversicht. Angst lähmt, Zuversicht aktiviert.

Warum viele Menschen ihre Macht nicht kennen und ausüben

Uns Menschen ist nur eine Macht gegeben – die Macht über unsere Gedanken. Doch nur wenige Menschen üben sie aus.

Jeder kann selbst entscheiden wie und was er denkt. Jeder kann selbst bestimmen, ob er sich gut oder schlecht fühlt. Unsere Gefühle sind der Gradmesser. Fühlen wir uns gut, dann ist auch unsere Körperchemie in Ordnung, fühlen wir uns schlecht, dann wirkt sich das negativ auf unsere Gesundheit aus.

Doch unsere Gefühle beeinflussen auch unser Handeln und unsere Beziehungen zu anderen Menschen. Fühlen wir uns gut, dann führen unsere Handlungen zu noch mehr Wohlbefinden. Fühlen wir uns schlecht, dann neigen wir zu Handlungen, die das Leid nur noch vergrößern.

Wer sich bewusst wird, dass er diesen Gefühlen nicht ausgeliefert ist, sondern dass er sie steuern kann, der wird anfangen, seine Gedanken und Gefühle selbst zu kontrollieren und sie nicht mehr durch andere wie z. B. den Medien kontrollieren lassen.

Für den einen ist das Glas Wasser noch halb voll und er fühlt sich gut, weil er noch so viel hat. Für den anderen ist das gleiche Glas halb leer und er fühlt sich schlecht, weil er nur noch so wenig übrig hat. Am halbvollen Glas hat sich nichts geändert. Unsere Gedanken sind es, die unsere Gefühlszustände erzeugen und nur wir selbst bestimmen, was wir denken.

Als Autofahrer z. B. erlebt man tagtäglich Situationen, die das sehr überzeugend beweisen. Als ich auf der Autobahn bei Tempo 130 einen BMW vorbeiließ, der dann weil alle Spuren dicht waren, den LKW vor mir auf der Standspur überholte, kam mir schon die Galle hoch. Doch dann dachte ich: Vielleicht fährt er um das Leben seines Kindes und wünschte ihm viel Glück. Was wissen wir, welche Beweggründe hinter so manchen verrückt und rücksichtslos anmutenden Taten stecken. Ich gewann durch diese Gedanken schnell meine gelassene Heiterkeit zurück.

In fast jeder Situation haben wir mehrere Möglichkeiten zu reagieren. Häufig bereuen wir später eine falsche Reaktion. Doch die Wahl muss oft in Sekundenschnelle erfolgen. Nur selten steht uns Zeit für längere Überlegungen zur Verfügung. Deshalb ist es besonders wichtig, seine Grundeinstellungen zum Leben und zu seinen Mitmenschen gründlich zu überdenken und wenn nötig zu ändern. Wer in seinem Gegenüber eher das Negative sucht und misstrauisch durch das Leben geht, der neigt natürlich zu ängstlichen und aggressiven Reaktionen. Wer jedoch Vertrauen und Liebe zu den Herrschern seiner inneren Gefühlswelt erhebt, wird immer häufiger mitfühlend reagieren.

Warum die meisten Menschen sich selbst nicht lieben

„Dich kenn ich nicht! Dich wasch ich nicht!" So schauen viele Menschen am Morgen in den Badspiegel. Sie sehen eher die kleinen Unzulänglichkeiten, sind unzufrieden mit Figur und Aussehen. Sie schauen sich selbst nicht in die Augen, geschweige denn mit einem liebevollen Blick. Sie lächeln sich nicht an. Das alles zeugt davon, dass sie sich selbst nicht lieben.

Was wir nicht lieben, wird vernachlässigt. Als Kinder freuten wir uns über ein Spielzeug und liebten es einen Tag. Am nächsten lag es unbeachtet in der Ecke und es störte uns nicht, wenn es irgendwann in den Müll wanderte.

Genauso gehen viele Menschen mit sich um. Weil sie sich nicht lieben, vernachlässigen sie ihren Körper und finden nicht die Kraft des Widerstandes gegen Süchte und falsche Gewohnheiten. Sie lassen es zu, dass die Leistungsfähigkeit des Körpers immer geringer wird, dass er verfettet und nur noch unter großen Mühen seine Funktionen aufrecht erhalten kann.

Niemand anderem würden sie so etwas antun, das sie sich selbst in Gedanken immer wieder zufügen.

Wenn wir also die Einstellung zu uns selbst ändern, indem wir das Gute und Schöne an uns suchen und nicht das Schlechte und Hässliche, dann werden wir uns vieles nicht mehr antun, worüber wir früher nicht einmal nachgedacht haben. Jeder Mensch ist einmalig und etwas Besonderes. Wir selbst sind das größte Wunder, das die Natur je hervorgebracht hat. Wesen, die sich ihrer eigenen Existenz bewusst sind, die ihre Umwelt kreativ gestalten, die ein gewaltige Gefühlswelt in ihrem Inneren verspüren, die lieben können mit jeder Faser ihres Seins, aber leider auch oft den entgegengesetzten Gefühlen Tür und Tor öffnen.

Warum Zweifel nicht immer angebracht sind

Ich glaube, es war Karl Marx, der den Ausspruch tätigte: „An allem ist zu zweifeln." Nun ist das jedoch mit den Zweifeln so eine Sache. Sie können uns vom richtigen Weg abbringen oder uns zu ihm führen. Wer wirklich an allem zweifelt findet nie seinen Weg. Er wird immer zögern, wenn es darum geht, eine Entscheidung zu fällen. Seine Zweifel halten ihn von der entschlossenen Tat ab. Der Zweifel ist der Bruder der Angst.

Zweifel sind ein wunderbares Mittel, die Menschen zu verunsichern. In der Gegenwart wird das wie es scheint ganz gezielt von einigen Interessengruppen eingesetzt. So gibt es z. B. immer wieder Aussagen in den Medien, die behaupten, dass die gegenwärtigen Klimaveränderungen gar nicht vom Menschen verursacht werden. Es wird sogar die Darwinsche Lehre von der Entwicklung der Arten angezweifelt, weil es doch nicht sein kann, dass der Mensch vom Affen abstammt. Ich bin gespannt, wann die ersten behaupten, dass 1 + 1 nicht 2 sei. Wenn es ein Interesse dafür gäbe, würde sie wahrscheinlich getroffen.

Genau darin liegt des Pudels Kern. Das Interesse bestimmter Gruppen, ihren Glauben zu verteidigen und zu verbreiten bzw. ihr Produkt in einem besseren Licht darzustellen, um die Verkaufszahlen zu erhöhen, führt zu den skurilsten Behauptungen.

Der Mensch glaubt häufig, woran er glauben will, ohne zu hinterfragen, ob es dafür auch eine reale Basis gibt. Nur in den Grenzen seines Glaubens lässt er sich von Argumenten überzeugen. Jede Aussage, die über diese Grenzen hinausgeht, prallt an ihm ab, egal wie stichhaltig und überzeugend sie ist.

Doch nichts in unserem Denken ist so fest, dass es nicht geändert werden könnte. Jeder Mensch hat das Recht, seine Überzeugungen zu ändern und seine falschen Glaubensgrundsätze über Bord zu werfen.

Ich z. B. wurde in die DDR hineingeboren, wuchs in ihr auf und wurde von meinen Eltern, vor allem meinem Vater, den Lehrern usw. „im sozialistischen Sinne" erzogen. Auch von denjenigen, die später in den Wendezeiten behaupteten, sie hätten es schon immer gewusst, hatte ich vorher nie etwas anderes gehört. So glaubte ich also an das System und mir ging es gut. Zweifel kamen bei mir kaum auf. Ich schaute zwar Westfernsehen, war sogar mit Jugendtourist in Österreich und im Saarland, doch ich interpretierte alles durch die „rote Brille" mit dem Spruch „Alles zum Wohle des Volkes". So kam es wie es kommen musste. Der Zusammenbruch der DDR war auch meiner, nicht unbedingt in materieller Hinsicht, sondern in geistiger. Einige Jahre war ich völlig verwirrt und orientierungslos. Ich schaffte es weder außen noch innen meine „Fahne" der neuen Windrichtung anzupassen. Meine Leichtgläubigkeit hatte dazu geführt, dass ich die Welt nicht mehr verstand. So zog ich mich aus jeglicher politischer und gesellschaftlicher Betätigung in mein eigenes Schneckenhaus zurück. Erst mit der Zeit begann ich zu begreifen, warum das alles geschehen war und musste. Ich begriff, dass ich in einer Diktatur gelebt hatte, die die Freiheit der Andersdenkenden mit Füßen trat. Ich bin für ein System eingetreten, dass die Ethik des menschlichen Handelns nur in den Bereichen anerkannte, die systemtragend waren. In der DDR ging es allen gut, die nichts Grundlegendes in Frage stellten und sich gut ins Kollektiv einordneten. Aber wehe dem, der aus der Reihe tanzte. Im schlimmsten Fall wurde er als „Klassenfeind" abgestempelt und dann zeigte das System sein wahres Gesicht, das Gesicht des Stalinismus, der in die Friedenszeit mit all seinen Unehrlichkeiten und Bespitzelungen übernommen worden war.

So kam es, dass sich in mir ein neues Gedankengut in der ehrlichen Auseinandersetzung mit meiner Vergangenheit bildete, ich meine Überzeugungen und meinen Glauben änderte. Heute weiß ich, dass sich eine Gesellschaft vor allem daran messen lassen muss wie sie die Freiheit jedes Individuums garantiert. Und damit führt nichts an einer demokratischen Staatsform vorbei.

Doch zurück zu den Zweifeln: Wir unterscheiden also mehrere Abstufungen. Sie beginnen bei der Leichtgläubigkeit, führen über das kritische Hinterfragen, zu den Zweifeln aus der Angst heraus und enden in der scheinbar ausweglosen Verzweiflung, in der man von der Angst beherrscht wird.

Sicher wäre das kritische Hinterfragen der beste Weg. Doch den in jeder Situation zu finden, ist nicht leicht, vor allem dann, wenn man glaubt eine feste Überzeugung zu haben bzw. von einer Idee oder einem Glauben beseelt ist. Hier hilft nur die persönliche Offenheit, eine ethische Herangehensweise und die Frage: Wem nützt es?

Warum materielles nicht glücklich macht

Viele Menschen denken mit Sorge über unsere Zukunft nach. Wenn das Lebensziel aller in immer größerem materiellen Reichtum besteht, dann werden wir wohl bald unsere Lebensgrundlagen so nachhaltig schädigen, dass unser aller Überleben in Frage steht.

Warum bekommen die Menschen nicht genug? Sogar bei den meisten Reichen ist keine Zufriedenheit zu erkennen. Sobald ein Bedürfnis befriedigt wird, entsteht ein neues. Warum ist das so?

Die Antwort ist denkbar einfach: Weil alle Menschen nach Glück streben.

Alles Leben auf diesem Planeten unterliegt den gleichen Gesetzen.

Das erste Gesetz besteht in der Pflicht zur Existenzsicherung. Menschen und Tiere haben einen Selbsterhaltungstrieb. Die Existenzsicherung des Menschen geht in der heutigen Zeit jedoch weit darüber hinaus. Um existieren zu können, benötigen wir ein Mindestmaß an Geld, um Nahrung, Kleidung und eine Wohnung beschaffen zu können.

Das zweite Gesetz besteht in der Pflicht zur Fortpflanzung. Deshalb haben Menschen und Tiere einen Geschlechtstrieb. Er ist für die Erhaltung der Art absolut erforderlich. Dabei ist es unerheblich, ob das einzelne Individuum Nachwuchs bekommen will oder kann. Den Sinn des Lebens allein darauf zurückzuführen, würde bedeuten, auf der Stufe des tierischen und triebgesteuerten Lebens stehen zu bleiben.

Das dritte Gesetz besteht in der Pflicht, Leid zu vermeiden. Kein Tier fügt sich freiwillig Schmerzen zu. Auch das Leben des Menschen ist durch dieses Streben geprägt. Jeder Mensch tut alles, um Leiden, die ihm ungewollt zugefügt wurden, so schnell wie möglich wieder zu beseitigen. Sehr oft machen wir fälschlicherweise äußere Faktoren für unsere Leiden verantwortlich, obwohl wir unser eigenes Fehlverhalten eingestehen müssten. Nicht die Sonne ist für den Hautkrebs verantwortlich. Nicht Bakterien, Viren und Pilze sind schuld, dass wir krank werden.

Der Mensch ist sich als einziges Wesen seiner Existenz wirklich bewusst. Dadurch merkt er sich, wie gut es tut, wenn er sich gut fühlt und wie es schmerzt, wenn er leidet. Da er sein Handeln bewusst steuern kann, richtet er es nun natürlich darauf aus, dass er den Zustand des Sich-Gut-Fühlens möglichst auf Dauer verspürt. Wir nennen diesen Zustand glücklich sein.

Der Sinn des menschlichen Lebens kann also im Suchen nach dauerhaftem Glück zusammengefasst werden.

Leider scheint das Glück nur ein sehr flüchtiger Zustand zu sein. Kaum genießen wir z. B. das Glücksgefühl in unserem neuen Auto zu sitzen, schon wird dieses Gefühl getrübt durch hohe Benzinpreise, den Stau, den Blitzer an der Ecke, den ersten Kratzer, die Reparaturrechnung usw. Wir liegen in der Sonne und genießen ihre wohltuende Wärme und eine Wolke schiebt sich zwischen ihr und uns. Wir sind frisch verliebt und genießen die Zweisamkeit in vollen Zügen. Doch nach einiger Zeit stellt sich Gewohnheit ein. Es entstehen Unstimmigkeiten und daraus Streit. Wir entdecken negative Seiten am Partner, die wir vorher nicht bemerkten. Diese Aufzählung ließe sich beliebig erweitern. Auch der von vielen erstrebte Reichtum führt meist nicht zu dem erstrebten dauerhaften Glück. Kaum haben wir das viele Geld und wollen anfangen es zu genießen, schon entsteht die Sorge, dass wir es wieder verlieren könnten. Das ist doch deprimierend!

Woraus entsteht eigentlich das Glück? Aus dem Auto? Aus dem Geld? Aus dem Geliebten Menschen neben uns? Wer genauer hinschaut wird feststellen: Das sind nicht die wahren Quellen. Glück entsteht aus den Gefühlen in uns. Wir nennen diese Gefühle Liebe, Freude, Zuneigung, Freundlichkeit, Sanftheit, Zärtlichkeit, Sympathie, Verbundenheit, Warmherzigkeit, Toleranz, Geduld. Alle diese Gefühle führen zu einem Zustand der inneren Zufriedenheit, des inneren Friedens.

Doch leider wird dieser innere Frieden sehr häufig wieder gestört oder sogar zunichte gemacht. Irgendwelche äußeren Einflüsse führen zu den anderen Gefühlen, die uns unglücklich werden lassen. Hass, Neid, Missgunst, Streit, Habgier, Wut, Ärger, Ungeduld, Intoleranz, Egoismus, Hartherzigkeit, Einsamkeit, Angst, Unzufriedenheit, Frustration, Unsicherheit, Depressionen usw. sind die Quellen von Unglück und

Leid. Dazu kommt noch das Leid, das uns Schmerzen und Krankheiten des eigenen Körpers zufügen.

Zwischen diesen beiden Extremen werden die Menschen ständig hin und her gerissen und die meisten sind der Überzeugung, dass das normal sei, dass ein ständiges Glück unerreichbar ist.

Solange wir glauben, dass Glück nur aus äußeren materiellen Dingen entsteht, werden wir es niemals dauerhaft festhalten können. Das liegt schon in der Tatsache begründet, dass unsere Sinnesorgane niemals befriedigt werden können. Sie verlangen immer nach neuen Reizen. Das ist in ihrer Funktionsweise begründet. Alle Dinge, die wir allein um des Vergnügens willen begehren, haben die Neigung uns letzten Endes Probleme zu bereiten. Die Suche nach dem Glück über diesen Weg führt zur Übertreibung, zum Exzess, zur Sucht und damit letzten Endes zum Leid. Das kann beim Essen und Trinken, beim Sport, beim Sex usw. beobachtet werden. Das Essen schmeckt uns, deshalb wollen wir immer mehr. Während der Mahlzeit fühlen wir uns glücklich. Doch danach folgt der Katzenjammer. Wir bekommen Sodbrennen, haben Verdauungsbeschwerden, werden immer dicker und dieses kurze Glücksgefühl wird von Leid abgelöst. Ein Leistungssportler trainiert hart, setzt sich bewusst Leiden aus, damit er einmal den kurzen Moment des Glücksgefühls auf dem obersten Treppchen genießen kann. Doch für welchen Preis? Seine Sportkameraden leiden, weil sie nicht gewonnen haben und früher oder später rebelliert sein Körper. Ein Ehepartner trifft einen anderen Menschen und erhofft sich von der sexuellen Vereinigung ein Glücksgefühl, dass er zu Hause nie fand. Vielleicht findet er es auch. Doch das ist schnell verflogen, wenn der andere Ehepartner vom Seitensprung erfährt. Und wieder ist Leid das Ergebnis.

Auf diesem Weg ist also dauerhaftes Glück unerreichbar. Doch es gibt noch einen anderen:

Wir Menschen verfügen über das Bewusstsein, das uns in die Lage versetzt Für und Wider abzuwägen und danach zu entscheiden, wie wir handeln. Wie wir schon in einem eigenen Kapitel beleuchtet haben, sind wir unseren Gedanken und Gefühlen nicht ausgeliefert. Jeder hat es also selbst in der Hand, was er denkt und wie er sich entscheidet. Uns Menschen ist eine gewaltige Macht gegeben – die Macht über unsere Gedanken.

Doch diese Macht auszuüben fällt unendlich schwer. Unsere Gedanken lassen sich nicht erzwingen. Wer z. B. versucht, aufkommende

Wut oder wachsenden Ärger zu unterdrücken, wird irgendwann explodieren. Gedanken und Gefühle lassen sich nur dann bewusst verändern, wenn es eine begründete Motivation dafür gibt. Dem Gehirn muss mitgeteilt werden, warum es die aufkommende Wut gar nicht erst entstehen lassen darf und warum es keinen Ärger erzeugen soll.

Diese Motivation kann zuallererst darin gefunden werden, dass man sich das zerstörerische Wesen negativer Gedanken und Emotionen vor Augen führt. Sie sind wirklich absolut nutzlos, sind die direkten Quellen von Leid. Es gibt nicht einen einzigen vernünftigen Grund, wofür Hass, Neid, Missgunst, Streit, Habgier, Wut, Ärger, Ungeduld, Intoleranz, Egoismus, Hartherzigkeit, Einsamkeit, Angst, Unzufriedenheit Frustration, Unsicherheit, Depressionen, Lüge usw. gut sein sollten.

Sie führen uns zu Handlungen, die uns selbst und anderen Menschen schaden und dieser Schaden kommt auf die eine oder andere Weise wieder zu uns zurück. Wir ernten einen schlechten Ruf, Unverständnis, Isolation, Feindschaften usw.

Betrachten wir den Zusammenhang zwischen Körper und Geist, dann wird das noch deutlicher. Wenn wir uns schämen, werden wir rot. Wenn wir uns aufregen, schlägt unser Herz schneller. Wenn wir verliebt sind, haben wir Schmetterlinge im Bauch. Wenn wir Sorgen haben, rebelliert der Magen. Wir können lachen bis uns die Tränen kommen. Unsere Gemütszustände haben also einen direkten Einfluss auf die Funktionen unseres Körpers. Glücksgefühle wie z. B. Zufriedenheit, Geduld, Mitgefühl, Demut, Harmonie, Liebe, Frieden, Gelassenheit, Hoffnung, Großzügigkeit und Toleranz erhalten die Gesundheit bzw. helfen bei ihrer Wiedererlangung, während negative Gefühle zu Krankheiten und in letzter Instanz zum Tod führen.

Wer sich das immer wieder klar macht, hat die richtige Motivation vor Augen und wird mit der Zeit lernen, aufkommenden Ärger auf dieser Basis niederzukämpfen bzw. gar nicht erst entstehen zu lassen, weil er weiß, dass dieser Ärger zu absolut nichts Positivem führt. Er trübt unsere Fähigkeit klar zu denken, verleitet uns zu unüberlegten Reaktionen, führt zu Wut und unkontrollierten Handlungen, die neues Leid nach sich ziehen.

Leider haben viele Menschen den lieben langen Tag nichts anderes zu tun als zu jammern und negativ über ihre Mitmenschen zu denken und zu reden. Wenn ihnen die Aufgabe gestellt würde, einen Tag lang nichts Negatives zu denken und zu sagen, wären sie ziemlich überfordert. Doch genau darum geht es. Wer negative Gedanken kultiviert, schadet nicht nur den anderen, sondern in erster Linie sich selbst, denn er schafft in sich einen krank machenden Cocktail schlechter Gefühle. Das Schlimme dabei ist, dass diese negativen Gedanken und Gefühle die Tendenz haben zu wachsen. Sie können so stark werden, dass sie den Menschen voll und ganz beherrschen und ihn ins Verderben führen.

Schon aus dieser Sicht betrachtet kann die Natur des Menschen nicht böse, hinterhältig, brutal und gewalttätig sein. Sein wahres Wesen basiert auf Liebe und Mitgefühl, denn das führt zu Gesundheit, Freundschaft und Wohlbefinden. Vom ersten Tag unseres Lebens an waren wir auf Gedeih oder Verderb auf diese Liebe und Sorge anderer Menschen angewiesen. Ohne ihre Fürsorge hätten wir nicht aufwachsen können.

Alle negativen Gefühle und die daraus resultierenden Handlungen führen letzten Endes ins Verderben. Darüber können auch zeitweilige Erfolge und scheinbare Siege nicht hinwegtäuschen. Wie sonst ist es zu erklären, dass vor allem so genannte reiche und erfolgreiche Menschen am häufigsten an Depressionen leiden. Ihnen kann nur geraten werden, das Geld zu nehmen und damit anderen Menschen uneigennützig zu helfen. Wie von Zauberhand würden sie von den Depressionen befreit, wenn sie den dankbaren Blick der jungen afrikanischen Mutter und das Lachen ihres Kindes sehen könnten, denen sie geholfen haben.

Das Hauptmerkmal echten Glücks ist also innerer Frieden, der auf der Erkenntnis beruht, dass alle materiellen Freuden vergänglich sind und zu Leid führen und dass negative Gedanken und Gefühle ein zutiefst zerstörerisches Wesen haben.

Diese Zerstörungskraft negativer Gedanken und Gefühle wirkt nicht nur nach innen. Durch unsere negativen Reaktionen beeinträchtigen wir das Glück unserer Mitmenschen, die nun ihrerseits unser Leid wieder vergrößern.

Im Umkehrschluss bedeutet das aber auch, dass unsere Taten aus positiven Gefühlen heraus anderen Menschen helfen glücklich zu werden und dieses Glück kommt dann natürlich auch wieder uns selbst zugute.

Die glücklichsten Menschen sind diejenigen, die anderen in selbstloser Weise helfen, ohne eine Gegenleistung zu erwarten, denn zu ihnen strömt das Glück in vollen Zügen zurück. Mutter Theresa hat ihr ganzes Leben selbstlos anderen Menschen geholfen, war dabei einer der glücklichsten Menschen der Welt und wurde von allen Menschen hoch geachtet.

Wenn wir für uns selbst das Recht beanspruchen, glücklich sein zu dürfen, dann müssen wir dem anderen neben uns natürlich auch das gleiche Recht zubilligen. Aus diesem Blickwinkel betrachtet, ist es also nur gerecht, wenn das Leid, das wir durch unsere Reaktionen und Taten bei anderen hervorrufen, zu uns zwingend zurückkehrt. Wenn ich einen Streit vom Zaun breche, dann fühlt sich nicht nur mein Gegenüber unwohl, sondern auch ich. Wenn wir einem Menschen uneigennützig die Hilfe gewähren, die er braucht, dann strömt Dankbarkeit zu uns zurück und wir sind glücklich. Das geht sogar soweit, dass wir ohne zu murren Leiden ertragen und trotzdem glücklich sind, wenn wir dabei anderen Menschen helfen können.

Mit diesen positiven Grundgefühlen sind wir gut gerüstet für den Alltag. Wir können uns natürlich auch noch über materielle Dinge und Erfolge freuen. Es beeinträchtigt jedoch unsere Grundstimmung nicht mehr, wenn die neue Digitalkamera nach wenigen Versuchen wieder den Geist aufgibt oder wir uns den so sehr gewünschten neuen Computer nicht leisten können. Uns ist bewusst, dass das Glas Wein nur einen Moment lang unser Wohlbefinden steigert, jedoch keinen Beitrag zum dauerhaften Glück leisten kann.

Warum wir voneinander abhängig sind

Viele Menschen suchen gegenwärtig die Lösung ihrer Probleme in der Flucht vor der Gemeinschaft. Sie haben Auswanderungspläne, versuchen in kleinen Kommunen sich von der übrigen Gesellschaft abzukapseln, finden nur noch in der eigenen Familie Ruhe und Zuflucht. Sie glauben, dass sie die anderen Menschen neben sich eigentlich nicht brauchen.

Realistisch betrachtet sieht die Wirklichkeit jedoch völlig anders aus. Die gegenseitige Abhängigkeit der Menschen ist heute größer als je zuvor. Die Bequemlichkeiten des Einzelnen sind nur möglich, weil unzählige andere Menschen dafür gearbeitet haben. So können wir die wohlige Wärme unserer Wohnung an einem kalten Wintertag nur genießen, weil es Menschen gab und gibt, die die Heizungstechnologie entwickelten, den Brennstoff gewannen, zu uns transportierten usw. Ob es uns gefällt oder nicht, wir sind mehr denn je auf die anderen Menschen angewiesen. Es gibt kaum einen Augenblick im Leben, in dem wir nicht von den Handlungen anderer profitieren. Es ist also zutiefst destruktiv, Mauern um uns zu errichten, die uns vor der übrigen Gesellschaft abschotten. Genauso dumm ist es, nur an sich selbst zu denken. Egoismus und Selbstmitleid führen dazu, dass andere Menschen uns meiden und damit zu weiterem Leid.

Im Umkehrschluss sorgen wir also für unser eigenes Glück, wenn wir anderen uneigennützig helfen und uns vor jeder Reaktion fragen, ob diese dem anderen gut tut oder nicht. Wir handeln dann moralisch, wenn wir das Glückserleben oder die Glückserwartung anderer nicht beeinträchtigen oder sogar hervorrufen bzw. stärken. Jeder Stein, der ins Wasser geworfen wird, erzeugt eine Welle. Genauso wirken sich unser Verhalten und unsere Taten auf andere Menschen aus. Wenn wir den Menschen neben uns glücklich machen, dann wird er dieses Glück weiter tragen. Umgekehrt pflanzt sich Bosheit und Pessimismus ebenso fort.

Dauerhaftes Glück besteht also aus zwei Komponenten:

Erstens in der Schaffung eines inneren Friedens, der Förderung positiver Geisteszustände und Bekämpfung negativer Emotionen aus der Kenntnis ihres zerstörerischen Wesens. Es entsteht in uns und ist nicht von Sinneswahrnehmungen abhängig.

Zweitens in der Anteilnahme an anderen, die ihren Ausdruck darin findet, dass man bei anderen keine negativen Gefühlsregungen durch seine Handlungen erzeugt und ihnen uneigennützig hilft, wo man nur kann. Es entsteht aus den Beziehungen zu den anderen Menschen.

Der wahre Sinn unseres Lebens besteht also in der Schaffung von Glück aus den Taten, die wir für andere unternehmen und einer friedvollen inneren Geisteshaltung mit positiven Gedanken und Gefühlen, die aus diesen Taten und der bewussten Disziplinierung des Geistes entsteht.

Leider begegnet man sehr häufig Menschen, die dieses Prinzip noch nicht einmal erahnen. Erst im Zusammentreffen mit ihnen offenbart sich, ob wir das Prinzip verstanden haben. Wenn wir uns provozieren lassen, wenn wir zurückschlagen, wenn wir zurückschreien, dann sind wir noch am Anfang. Wenn wir diesen Menschen jedoch mit Mitgefühl ohne Herablassung begegnen, dann werden wir Reaktionen finden, die so sind, dass sie dem anderen gut tun, vielleicht nicht im Moment, aber in der Zukunft.

Einem Kind muss oft etwas aus Liebe heraus verboten werden, um es zu schützen, auch wenn es diese Maßnahme im Moment nicht versteht und verletzt reagiert. Einem Dieb muss klargemacht werden, dass er mit seinen Handlungen andere Menschen verletzt. Einem Raser muss bewusst werden, dass die anderen Menschen ein Recht haben, ohne unnötige Gefährdung am Straßenverkehr teilzunehmen. Ein gewalttätiger Mensch muss an weiteren Taten gehindert werden, damit er nicht noch mehr Unheil anrichtet. Das alles ist unstrittig.

Doch alle diese Menschen sind von anderen Menschen in die Welt gesetzt und von Menschen erzogen worden. Sind also letzten Endes nicht auch noch andere Menschen, vielleicht sogar die ganze Gesellschaft mitschuldig? Natürlich darf es nicht soweit gehen, dass jeder damit seine eigene Verantwortung auf andere abwälzen kann. Ab spätestens 18 Jahren sind wir für unsere Handlungen voll eigenverantwortlich. Aber es kann die Basis für Mitgefühl und Hilfe sein. Genauso wie Menschen auf einen falschen Pfad geführt wurden, können sie ihn auch wieder verlassen, wenn ihnen dabei geholfen wird.

Wer diese Prinzipien begriffen hat verwandelt Stolz in Demut, Gier in Zufriedenheit, Egoismus in Mitgefühl, Streit in Harmonie, Hass in Liebe, Ärger in Geduld, Rücksichtslosigkeit in Toleranz, Lüge in Wahrheit, Sorgen in Gelassenheit, Verzweiflung in Hoffnung, Geiz in Großzügigkeit, Übelwollen in Anteilnahme, Angst in inneren Frieden, Rache in Vergebung.

Je mehr Menschen dieses Prinzip begriffen haben, desto größer werden die Zukunftschancen für die Menschheit. Es verringert die Bedeutung des materiellen und führt zu einer dringend erforderlichen neuen Bescheidenheit. Je mehr Menschen diese ethischen Grundsätze des Handelns bewusst befolgen, desto glücklicher und erfüllter wird das Leben der gesamten Gesellschaft. Das klingt zwar ganz schön nach Utopie. Trotzdem, ich für meinen Teil versuche schon mal damit anzufangen …

Warum das Schlusswort ein neuer Anfang sein kann

Wenn Sie das Buch bis hierher gelesen haben, dann danke ich Ihnen, dass Sie bis zum Schluss meinen Gedanken gefolgt sind. Sie konnten darauf auf dreierlei Arten reagieren: Die erste Möglichkeit besteht in der offenen Ablehnung bzw. im Ignorieren. Dann bleibt mir nur, Ihnen alles Gute zu wünschen und zu hoffen, dass Sie sich in anderen Ideen wiederfinden. Die zweite Möglichkeit bilden Zweifel und Skepsis. Dann kann ich Ihnen nur raten, noch einmal alles zu durchdenken. Vielleicht gelingt es Ihnen, diese doch noch zu beseitigen. Die dritte Möglichkeit besteht in Ihrer grundsätzlichen Zustimmung zum Großteil des Gelesenen, vielleicht sogar in einer kleinen Begeisterung für die eine oder andere Idee. Wenn das der Fall ist, dann können Ihnen vielleicht meine abschließenden Worte und Ratschläge weiterhelfen.

Fakt ist: Sie können Ihr ganzes Leben ein interessantes Buch nach dem anderen lesen. Sie können Wissen und Überzeugungen in großer Menge anhäufen. Trotzdem wird sich nichts, aber auch gar nichts ändern. Nur, wenn Sie Ihr Wissen in die Tat umsetzen, wird sich für Sie selbst und auch für Ihre Umwelt etwas entwickeln.

Wenn Sie z. B. davon überzeugt sind, dass die Nahrungspyramide des Menschen nicht stimmt, dann ändern Sie Ihre eigenen Ernährungsgewohnheiten! Ihr Kaufverhalten bestimmt mit, was die Supermärkte anbieten.

Wenn Sie meinen Gedanken zustimmen, dass Kochen, Braten und Backen ungesund sind, dann erhöhen Sie ganz bewusst den Rohkostanteil in Ihrer Ernährung! Sie werden sicher bald merken, wie gut Ihnen das tut.

Wenn Ihnen wirklich klar ist, dass Zucker eine Quelle von Krankheit und Siechtum ist, dann verbannen Sie das Zeug aus Ihrer Küche und aus Ihrem Körper!

Wenn Sie mit mir einer Meinung sind, dass Backwaren nicht gesund sind, dann reduzieren Sie den Konsum dieser Produkte und achten darauf, dass Sie - wenn möglich - nur wirkliches Vollkornbrot essen!

Wenn Sie davon überzeugt sind, dass tierische Produkte in größeren Mengen gesundheitliche Schäden verursachen, dann verringern Sie

Ihren Verzehr so weit es Ihnen möglich ist. Kaufen Sie auf keinen Fall mehr Fleisch aus industrieller Produktion. So leisten Sie keinen Beitrag mehr, dass die Tierquälerei fortgesetzt werden kann.

Wenn Sie mit mir einer Meinung sind, dass vor allem Kuhmilch nicht gesund sein kann, dann streichen Sie diese Produkte weitgehend von Ihrem Speiseplan.

Wenn Sie meinen Gedanken zustimmen, dass Margarine schädlich ist, dann nutzen Sie Butter und Sahne, wenn Sie diese benötigen. Eine gute Alternative stellt auch das ayurvedische Lebensmittel „Ghee" dar. Es handelt sich dabei um „geklärte Butter", d. h. sie wurde durch Erhitzen vom denaturierten Eiweiß befreit. Dadurch bleibt nur das reine Butterfett übrig.

Wenn Sie davon überzeugt sind, dass Krankheiten in den allermeisten Fällen kein Schicksal sind, sondern das Ergebnis einer falschen Lebensweise, dann übernehmen Sie für Ihre Gesundheit die volle Verantwortung und ändern Ihren Lebensstil bewusst und nachhaltig. Analysieren Sie bei allen Beschwerden die Fehler in der Lebensführung, die Sie begangen haben und korrigieren Sie diese möglichst konsequent.

Wenn Ihnen klar ist, dass Ihnen bei allen positiven Veränderungen alte Gewohnheiten und Süchte den Weg erschweren, dann werden Sie bei der ersten Niederlage nicht gleich „die Flinte ins Korn werfen", sondern es immer wieder versuchen bis Sie es schließlich geschafft haben. Und danach geht's an die nächste Veränderung.

Wenn Sie mir zustimmen, dass die Haut keinen Säureschutzmantel hat, dann stellen Sie Ihre Körperpflege basisch um. Die gute alte Kernseife ist z. B. sehr basisch. Deshalb haben wir sie für uns wiederentdeckt. Sie hilft uns auch, die chemische Belastung unseres Körpers zu verringern.

Wenn Sie überzeugt sind, dass zu einem wirklich gesunden Leben auch die körperliche Ertüchtigung gehört, dann suchen Sie sich eine Ausdauersportart, die Ihnen Freude bereitet und betreiben Sie diese in vernünftigem Maße, jedoch stetig.

Wenn Ihnen die Idee des bedingungslosen Grundeinkommens gefällt, dann diskutieren Sie diese mit Ihren Freunden und machen Sie Ihre Wahlentscheidungen davon abhängig, welchen Standpunkt die jeweilige Partei zu diesem Thema vertritt.

Wenn Sie meinen Aussagen zustimmen, dass wir eine neue Vernunft im Umgang mit den Ressourcen unseres Planeten brauchen, dann wählen Sie Ihre Produkte mit Bedacht. Kaufen Sie spritsparende Autos, Produkte aus der Region und versuchen Sie Energie zu sparen, wo Sie nur können.

Wenn Ihnen die eine oder andere visionäre Idee in diesem Buch gefällt, dann tragen Sie sie weiter. Je mehr Menschen sich damit auseinandersetzen, desto größer werden die Chancen ihrer Realisierung.

Wenn Sie mir zustimmen, dass wir in vielen Dingen nicht vernunftbegabt handeln, dann beginnen Sie, Ihre Handlungen daran zu messen und wenn nötig zu verändern.

Wenn Sie die Macht Ihrer Gedanken erkannt haben, dann versuchen Sie diese auch auszuüben. Denken Sie positiv! Lassen Sie sich nicht negativ von den Medien und von Gesprächen beeinflussen! Lieben Sie sich! Lächeln Sie! Sehen Sie sich nur die Filme an und lesen Sie nur die Bücher, die Ihnen gut tun! Gehen Sie mit Ihren Mitmenschen liebevoll um – in Ihren Handlungen und in Ihren Gedanken! Denken Sie immer an das, was Sie anstreben und verbannen Sie das, was Sie nicht wollen aus Ihren Gedanken! Suchen Sie Ihr Glück in Ihrem Inneren und nicht in äußeren materiellen Dingen! Lassen Sie sich nicht von Zweiflern von Ihrem Weg abbringen, der aus Ihren Überzeugungen entspringt, die in der Liebe ihre Wurzeln haben!

Denken Sie immer daran:

„Wer die Gesundheit erwerben will, der muss sich von der Menge der Menschen trennen; denn die Masse geht immer den Weg gegen die Vernunft und versucht immer, ihre Leiden und Schwächen zu verbergen. Lasst uns nie fragen: Was ist das Übliche, sondern: Was ist das Beste!"

(Lucius Annaeus Seneca, um 4 v. Chr. bis 65 n. Chr.)

Für diesen Weg wünsche ich Ihnen viel Kraft und von Herzen alles Gute!

Klaus Böhm

Literaturverzeichnis und -empfehlungen

Peter Jentschura und Josef Lohkämper
Gesundheit durch Entschlackung

Helmut Wandmaker
Willst du gesund sein, vergiß den Kochtopf

Dalai Lama
Das Buch der Menschlichkeit

Götz W. Werner
Das Grundeinkommen

Charles F. Haanel
The Master Key System

Kontaktadresse des Autors

Klaus Böhm
Teichstr. 15 B
09435 Grießbach

Telefon: 03725 70489

E-Mail: postfach@grips-lernweb.de

Internet: www.grips-service.de